吃什么丛书
CHI SHENME CONGSHU

儿童吃什么

ERTONG
CHISHENME

陆文彬◎编著

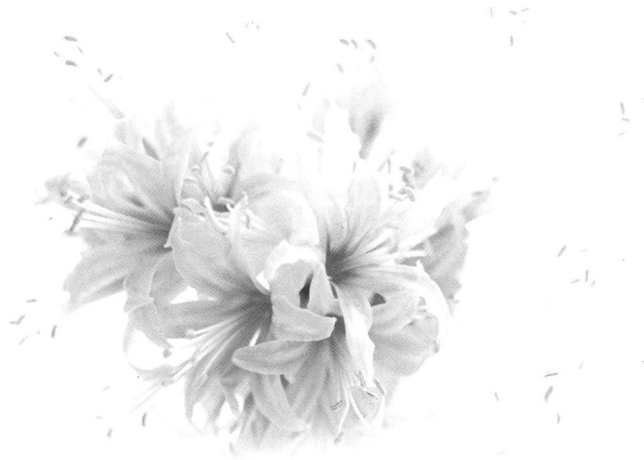

团结出版社

图书在版编目（CIP）数据

儿童吃什么/陆文彬著．—北京：团结出版社，
2007.6

ISBN 978-7-80214-307-4

Ⅰ. 儿… Ⅱ. 陆… Ⅲ. 儿童-营养卫生 Ⅳ. R153.2

中国版本图书馆 CIP 数据核字（2007）第 078799 号

出版：团结出版社

（北京市东城区东皇城根南街 84 号 邮编：100006）

电话：(010) 65133603 65238766 85113874（发行部）

（010) 65228880 65244790（总编室）

（010) 65244792 65126372（编辑部）

网址：http://www.tjpress.com

Email：123456@tjpress.com（出版社） 65228880@tjpress.com（投稿）

65133603@tjpress.com（购书） 65244790@tjpress.com（投诉）

经销：全国新华书店

印装：三河市东方印刷厂

开本：147 毫米×210 毫米 1/32

印张：8

字数：130 千字

印数：4500 册

版次：2007 年 10 月 第一版

印次：2007 年 10 月 第一次印刷

书号：ISBN 978-7-80214-307-4/R·21

定价：18.00 元

（如有印装差错，请与本社联系）

前　言

　　儿童，是祖国的未来，民族的希望。在提倡一对夫妇只生一个孩子的情况下，养育一个健康、聪明的孩子，是所有父母的共同心愿。儿童每天的膳食安排，对每个家庭来说都是父母十分关心的大事。当前物质供应丰富，食品琳琅满目，年轻的父母常会感到无所适从，缺乏让孩子吃得合理、吃得科学的认知，不了解如何用食物中的营养来增进孩子的健康。为了能让孩子健康快乐地成长，合理的饮食确实是关键，如何让孩子们吃好，吃饱，吃得愉快，吃得健康，确有很深的学问。

　　儿童时期包括胎儿、新生儿、婴儿、幼儿、学龄前、学龄期和青春期七个阶段，各个阶段营养素的需要量不同。那么应当吃什么，哪些问题要注意，在各个阶段有哪些常见病，怎样进行食疗防治呢？

　　中、小学生（学龄期）在实行应试教育的情

况下，分别需要经历"初考"、"中考"和"高考"，为了应对紧张的考试，在复习、应考时，大量消耗的能量需要补充，此时又应当怎样安排膳食呢？

本书就以上内容，用通俗的语言、简明的说理，从实际出发进行了扼要的论述，其具有科学性、新颖性和可操作性。关注儿童健康成长的家长们，认真阅读以后，一定会有很大收获。

编　者

2007 年 5 月

目　　录

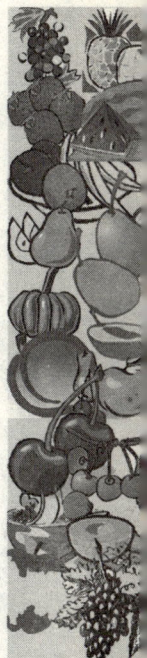

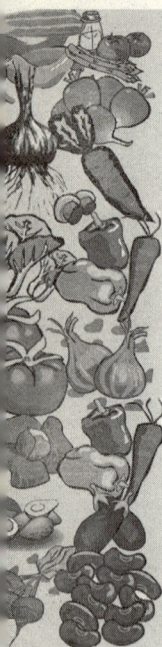

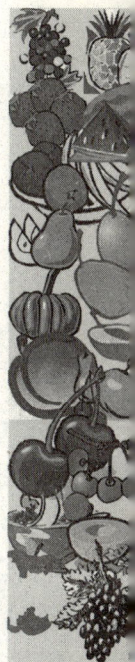

目录 mu lu

3

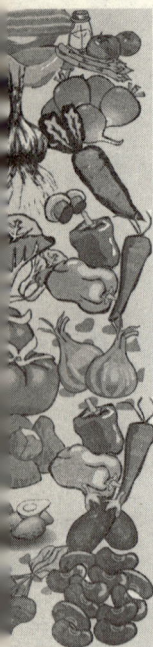

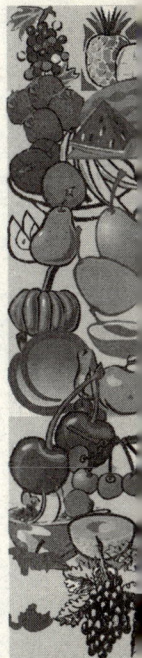

目
录
mu
lu

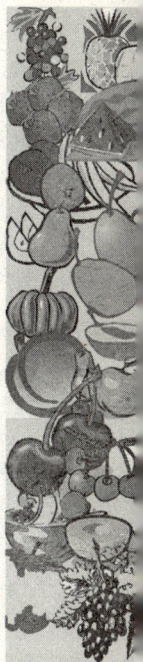

导　言

　　儿童，实际上包括胎儿、新生儿、婴儿、幼儿、学龄前期、学龄期和青春期七个不同时期，各个年龄段对营养的需求都不相同，而且在各个阶段又有不同的常见病，怎样合理摄取营养，如何用食疗防治常见病，都是家长们所关心的。

　　为了论述时条理清晰，首先提出了要正确认识儿童成长特征，《概述篇》中列举了儿童健康的"评判标准"，并重点讨论了胎儿、新生儿的护养要点，强调了人体健康的"先天"因素。《婴儿篇》则专论婴儿营养和辅食添加方法，并对婴儿常见的呕吐、便秘、呃逆、口疮等病（症）食疗防治作了介绍。《幼儿篇》详论了1～6岁间（包括"学龄前"）幼儿的成长特点，介绍如何能让孩子吃好，并对常见的消化不良、营养不良、夏季热、咳嗽、哮喘、遗尿、多汗、水痘等病的食疗防治加以叙述。学龄期儿童年龄跨度较大，因此《学生篇》分别对小学生和中学生的营养食谱加以

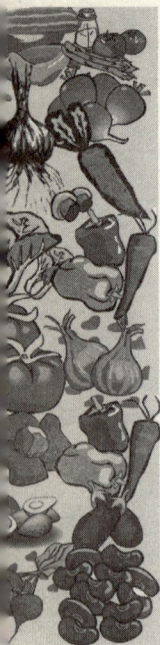

讨论，还对常见的贫血、流行性感冒、流行性腮腺炎食疗防治作了介绍。《应试篇》是针对中小学生"初考"、"中考"和"高考"的紧张阶段，因大量的复习内容、"模拟"考试等，体能过度的消耗，于是就这"三考"时所需要补充的各类营养素，对科学、巧妙的膳食安排作了详细介绍。《青春篇》是专门为青春期孩子能良好地发育而设置的专篇。青春期营养合理、发育健康，对于成年乃至老年后的健康，关系非常重大，本篇专论这时期的饮食调养内容，并就常的见的青春期厌食、青春期"功血"等膳食调养知识作了说明。

　　本书是一本有益于儿童健康成长的科普读物，希望能为您孩子的健康成长做一点贡献。

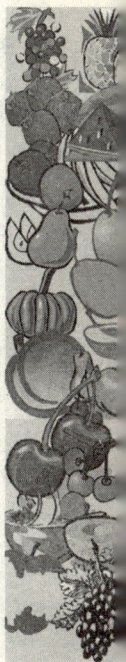

一、正确认识儿童及其营养需求（概述篇）

对于儿童与成人的年龄界限，历代有着不同的认识，分别存在以 18 岁、16 岁、14 岁为小儿年龄上限的分歧。现代一般仍然是参考《小儿卫生总微论方·大人论》所谓"当以十四以下为小儿"的说法为主，也就是说把 14 岁作为小儿阶段的年龄上限。因为在此期间内，儿童处于不断的迅速生长、变化过程，而且在其形体精神、生长发育、生理病理、养育保健、疾病防治等方面，都有着与成人不同的特点。

儿童健康与体质分析

以往对儿童健康的理念，主要是看儿童躯体的"健康状况"，一般以体重、身高来衡量。随着人们生活水平的提高、社会竞争的激烈，现在对儿童的健康要求有了很大变化，标准也更高了，

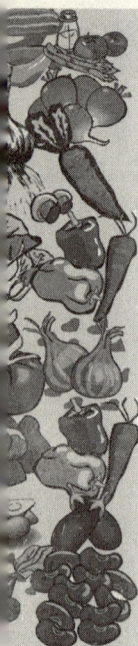

但是实际状况与要求并不一致，事实告诉我们，当前儿童的健康状况是"喜忧参半"的，应当引起家长们的高度重视。

儿童健康的四个评判标准

为了能全面了解孩子的健康状况，专家们提出要从四个方面加以综合评判。社会的发展要求人们有一个健康的体魄，健康的理念在不断更新，所以健康儿童的标准也在提高，通过调查发现当前我国儿童健康状况不容乐观。

1. 躯体健康很重要

躯体健康的主要表现是以身高、体重为主要依据的。我国通过对0～7岁儿童12年的监测，发现儿童的身高比11年前，平均增长了2.3厘米，体重平均增长了一公斤多，这表明我国少儿的身高、体重，正处于发展期，躯体健康状况有所改善。

2. 要有良好的抗病能力

随着人们生活水平的提高，医疗卫生条件的改善，目前我国小儿肺炎、腹泻等传染性疾病已大幅度减少，儿童死亡率与过去相比，约减少了一半以上。从总体上看，目前我国少儿抗病能力在不断提高，但有些过敏性疾病如小儿哮喘、荨

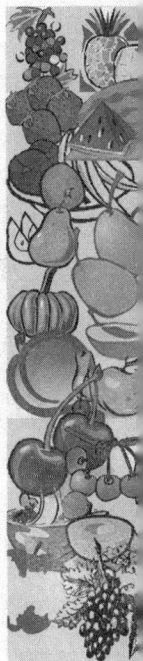

麻疹等却有所增多，环境、食品的污染，形势并不乐观。

3. 好的心态和社会适应性

尽管目前孩子的生活条件和身体条件都有一定提高，但是他们的心理素质和社会适应性却普遍较低，独立生活能力、团队精神和群趋性等相对较差，这与独生子女所受到的过分宠爱有关。

4. 五官功能有要求（重点是视力、听力和口腔）

目前，在这些方面问题也比较多，尤其突出的是少儿视力的普遍下降，许多孩子从小就戴上了眼镜；中、小学生听力也有减弱趋势（可能与戴"耳麦"、用"随身听"等有关）；口腔龋齿、过敏性鼻炎等也较常见。

酸性体质与食物的酸碱性

酸性体质是人体大量摄入高脂肪、高蛋白、高热量食物的结果。因为这些食品经体内代谢后，产生大量酸性物质，当酸性物质超过自体调节能力，或者机体调节酸碱平衡的能力受到影响时，就可能使体液呈现"酸性化"而形成酸性体质。

1. 认识酸性体质的危害性

当测得某人血液的 pH 值在 7.3～7.45 之间

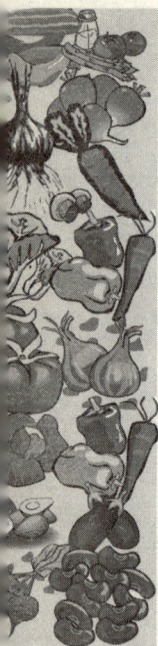

时，称之为"碱性体质者"，这部分人约占总人群的 10% 左右。其实，更多人的体液 pH 值是在 7.35 以下，这些人的身体是处于健康和疾病之间的"亚健康状态"，医学上称其为"酸性体质者"。这一人群经常会感到身体疲乏、记忆力衰退、注意力不集中、腰酸腿痛等，但到医院检查又查不出什么毛病，如不注意改善体质状态，任其继续发展会出现不同系统的疾病，而当人的体液 pH 值低于 7 时，就可能会产生重大疾病了。医学证明，如果人体倾向酸性，体内细胞的作用就会变弱，废物就不易排出，肾脏、肝脏的负担就会加大，新陈代谢缓慢，各器官的功能减弱，所以也就容易得病。"酸性体质者"很容易疲倦，老化现象也非常快，癌症患者几乎都是酸性体质。然而对于孩子来说，最重要的问题是，酸性体质会影响儿童智力的发育，故应当引起家长们的重视。

　　随着人们生活水平的提高，食物的选择越来越多样化，而大多数人又都是从口感要求选取食品，从而出现偏向，像精白米、精白面，大鱼、大肉、虾、蟹、禽、兽等荤菜不断，殊不知当我们摄食了大量含氯、硫、氮、磷等物质的酸性食品后，体液便极难维持弱碱性的状态，而容易产生体液的"酸化"。如果孩子也跟着大人一起，长期如

儿童吃什么
er tong chi shen me

此饮食，就会严重影响大脑智力和功能的发育。

2. 酸碱食品的选择

当人成为"酸性体质"时，大脑当然也是"酸性脑"。重要的是它能直接影响婴、幼儿的脑和神经功能，表现为容易哭闹、烦躁，并使记忆力和思维能力减弱，严重时还可导致精神孤独症。

人体吸收的无机元素，由于它们性质不同，在生理上有酸性和碱性的区别。如果酸性和碱性不平衡会引起各种疾病，但要注意并非味觉上呈酸性，就是酸性食品。因此，我们有必要弄清楚，什么是碱性和酸性食品，各有哪些食物可供选择。

（1）**碱性食品** 碱性的要素成分是钙、钠、钾、镁，它们是人体运动和脑活动所必需的四种元素。凡食物中含钙、钠、钾、镁等金属元素的总量较高，在体内经过代谢后，最终产生的灰质呈碱性时，这类食物就称为"碱性食物"。我们常用的碱性食物有蔬菜、水果、牛奶，硬果中的杏仁、栗子、椰子等。具体而言，如豆角、菠菜、莴苣、萝卜、土豆、藕、洋葱、南瓜、海带、西瓜、香蕉、苹果、生梨、草莓、柿子、茶等。

（2）**酸性食物** 凡食物中含有氯、硫、磷等非金属元素，且含量较高，在体内代谢后最终产

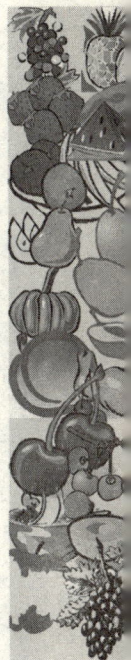

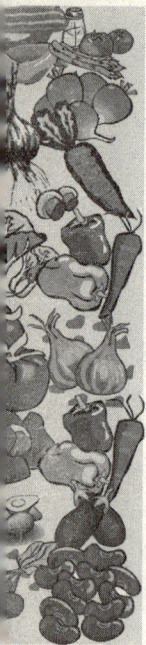

生的灰质呈酸性，这类食物就称为"酸性食物"。常用的酸性食物有蛋白质丰富的肉、鱼、禽、蛋类，谷类以及硬果中的花生、榛子、核桃等。具体而言，如猪肉、牛肉、鸡肉、蛋黄、鲤鱼、鳗鱼、干鱿鱼、虾、大米、面粉、面包、大麦、啤酒、芦笋等。许多人喜欢辣、刺激性食物，其中大多数也属于酸性食品，它会使血清等体液酸性化，所以让人极易感冒，皮肤脆弱，抵抗力差，容易感染等。

为了不使人体发生"酸性化"，是否要不吃或少吃酸性食物呢？并非如此。只要注意在平时饮食中，二者适量的搭配，就是健康饮食。必须重视主、副食的搭配，注意酸性与碱性食品的平衡，适当控制酸性食品的比例。日常食物选择中应多吃蔬菜、水果，增加其比例，另外蛋白质还具有"酸碱两性"的特点，只要合理配比，是可以防止人体"酸性化"的发生的。

儿童的分期与不同保健要点

儿童从生命开始，就处于生长发育阶段，这整个时期，与成人阶段相比有很多的特点，而且

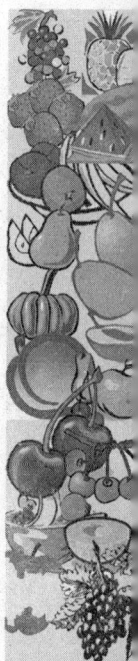

在成长过程的不同阶段，其生理、病理特点及营养的需求，也存在明显的差异，所以要对儿童的整个时期有一个全面、准确的认识。

现代儿科专家，为了能有针对性地做好小儿的养护保健工作，提出按小儿的年龄进展，可分为胎儿期、新生儿期、婴儿期、幼儿期、学龄前期、学龄期及青春期七个阶段，并明确指出了各期特征和保健、护养的不同要求。

胎儿期特征与护养要点

孕妇从受孕到分娩共需 40 周，通常以 4 周为 1 个妊娠月，故有"十月怀胎"之说。实际上"胎儿期"常分为三个阶段：① 妊娠早期的 12 周，称为"胚胎期"，这一阶段是从受精卵细胞——"合子"，到基本形成胎儿。② 妊娠中期约 15 周，这阶段胎儿的多数器官迅速成长，功能也渐趋成熟，但是肺的发育比较缓慢，故如果这时早产，胎儿较难成活。③ 妊娠晚期的 13 周，胎儿以肌肉发育和脂肪积累为主，体重增加很快，待到妊娠第 10 个月，其五脏俱备，六腑齐通，形神兼备，一朝分娩，就是"新生儿"了。

胎儿期的护养，对于人的一生有着深远的影

9

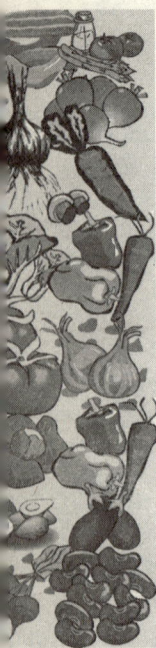

响，所谓"先天之本，人生根基"，就是指妊娠时胎儿发育状况的重要性。胎儿保健只能依靠孕妇孕期保健来实现，所以也称"养胎"。养胎是孕妇为使胎儿获得良好的先天素质，而采取的一系列养育措施。小儿保养强调"养胎"，就是强调孕妇要重视腹中胎儿的调养。妇女妊娠后应保持性情愉悦、思想品行端正，还要预防疾病（尤其是感染性疾病）的发生，避免过多接受放射线（包括电视、电脑之类）和不必要的用药，注意饮食营养。具体可从以下几方面进行。

（1）**调摄精神** 妇人怀孕，母子一体，气血相通，精神内守，有益健康。七情过极，可以伤及母、子。中医历来非常重视孕妇的精神调摄，要求做到无悲哀、无思虑、无大言、无号哭，喜、怒、哀、乐要适可而止。奥地利医生也曾将141名孕妇的不同情绪类型分作4类，跟踪观察不同情绪孕妇对胎儿的影响，结果发现：① 理想的母亲——孕期情绪安稳，分娩顺利，婴儿健壮；② 灾难的母亲——孕妇对生育持消极态度，早产率高，婴儿体重轻，心理上不安定；③ 矛盾的母亲——既爱孩子又不想接受孩子，所生孩子大多在行为和胃肠方面有毛病；④ 冷酷的母亲——因各种原因不愿有孩子，其孩子大多反应冷淡，精神不振。这说明孕妇的不良情绪，在整个孕期对胎儿均会产生不良影响。妊娠早期，是胎儿的敏感期，易引起腭裂和唇裂等；妊娠中期，可导致流产；妊娠晚期，会导致早产或难产。因此孕妇要经常保持心情舒畅，情绪安定，避免过度的精神刺激，以使气血安和，给胎儿以好的环境，这对以后孩子的身体、智力、性格、品德等都会产生深远的影响。

（2）**饮食宜忌**　孕妇从怀孕起就应合理安排饮食，以满足胎儿生长发育的需要。早期是胚胎发育和各器官形成的重要时期，需要全面的营养素，膳食要视妊娠反应的情况，按孕妇口味合理调配；中期胎儿迅速增长，孕妇各系统发生相应变化，除了热量的满足外，各种营养素的摄入必须增加；晚期是胎儿生长的高峰期，脑发育的关键期，需供给足够的各种营养，但还需防止营养过剩，以免发生胎儿过分肥胖，避免难产的发生。

孕妇的饮食，总的原则应该以清淡可口、营养丰富为宜。要禁忌过冷、过热、甘肥油腻、辛辣炙烤的食物，因为这些食品，或能助湿生热，不但会引起胎热、胎肥、难产，还会因此导致小儿出生后，发生目赤、肿烂、多发疮疡、疹毒、赤游、丹毒、口疮、便秘等；如果过食生冷，还

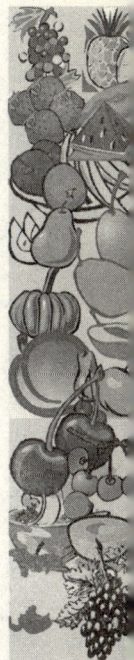

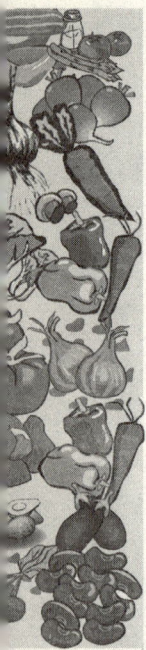

会使胎寒，乃至小儿出生后阳气不振，体弱多病，或容易腹痛、腹泻等。

（3）**调节寒热** 妇女怀孕后，因其气血聚以养胎，故比较易感受外邪，引起各种时令疾病。现代研究也表明，各种感染性疾病，特别是病毒感染，对胎儿的发育极为不利。一则因感染后可能引起胎盘炎，而影响母体与胎儿之间的物质交换，干扰胎儿的生长发育；再则，病毒通过胎盘，可使胎儿也受到感染，严重者会使胎盘和胎儿产生广泛性血管炎，引起循环障碍，供氧不足，使组织细胞坏死，染色体变异，从而直接损害胎儿，导致畸形或流产。如孕妇感染了风疹病毒，会导致小儿先天性心脏缺损、失明、耳聋、小儿畸形及智力发育障碍等。因此，孕妇应当顺应四时，注意防寒避暑，适当户外活动，少去公共场所，避免各种感染性疾病给胎儿健康带来的不良影响。

（4）**节制房事** 胎儿的生长发育，有赖孕母肾气的维系，肾气足则冲任固，肾气亏则冲任损，孕妇若房事不节，恣情交合，必然损伤肾气，引起胎动、胎漏，重则流产。现代研究证明，妇女怀孕后，在最初 3 个月和最后 1 个半月内，频繁的性生活，极易引起流产、早产和感染。国外也有

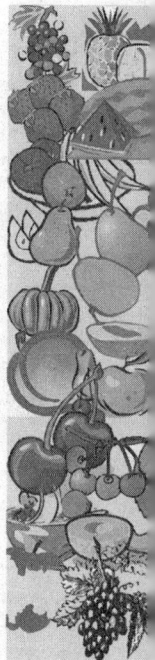

学者研究证实，临产前 1 个月有性生活的孕妇，其羊水感染及胎儿死亡率较高，在性生活频繁的妇女中，新生儿黄疸比通常要高出 1 倍，因此孕妇应当节制房事以保养胎儿。

（5）**劳逸结合**　生命离不开运动，必须动静相兼，劳逸结合。孕妇过劳，则可能有损胎儿，特别以往有习惯性流产的孕妇，在妊娠早期，切不可过分操劳，更不要担重、高举、蹦跳、闪挫、登高、临险等，以防再度引起流产。但是过逸者，也可因气机涣散，而导致气血凝滞，或造成肥胎、难产。日本东北大学木村修一教授，为了研究妊娠期母体运动对婴幼儿体力与健康的影响，做了一个有意思的实验。观察 100 例好活动和不好活动的母鼠及其所生的幼鼠，结果发现：好活动母鼠的乳腺发育良好，所生幼鼠全部存活；几乎不活动母鼠的乳腺发育不良，所生幼鼠存活率仅只 50%～60%，而且其体重也比"活动组"少 10%～15%。从而分析推断孕妇能适当运动，对胎儿保健是十分有益的。

（6）**审慎用药**　对妊娠妇女一定要强调："无病不可妄投药饵，有病谨慎服药。"即使必须用药也要"中病即止"。现代研究也认为，几乎所有药物都可通过母体进入胎儿。而因为胎儿肝脏中酶

正确认识儿童及其营养需求

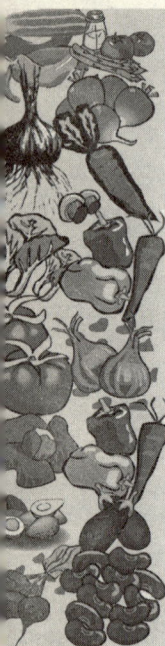

的活性低，解毒功能不全，所以胎儿体内的药物浓度明显高于母体，而且容易经过血液进入脑组织，并可能由此而发生胚胎早期死亡，或发生致残、致畸、致癌等严重的不良后果。因此，孕期切莫随便服药，特别是抗生素、激素及抗肿瘤、抗惊厥类药物。即便对成人可能无害，但对胎儿都会造成不可挽回的影响。

专家提示

做好孕期保健，不仅可以避免死胎、流产、早产、先天畸形等不良后果的发生，更可以为小儿创建一个优越的先天环境，形成优良的体格和精神素质，为出生后的健康发育奠定良好的基础。

新生儿期特征与护养要点

小儿从离开母体（经结扎脐带后），至出生满28天，这一时段被称为"新生儿期"。这时小儿刚刚离开母体，开始适应外界全新的环境，需要进行自主呼吸，调整血液循环，依靠自身消化系统和泌尿系统的工作，摄取营养和排泄废物，神经系统也因生活环境的改变，而发生较大变化。

新生儿的各种功能都还比较幼稚，大脑皮质尚处于抑制状态，因此对环境的适应能力、对疾病的抵抗能力都较弱，患病后的反应性也相当差，故患病死亡率较高。临床研究发现，新生儿疾病常与"胎儿期"及分娩过程有关，如早产、畸形、窒息、新生儿黄疸、新生儿破伤风、脐部疾病、呼吸道感染、腹泻等，均为多发病。所以在这阶段的护养特别要细心，合理喂饲、注意保暖，对于食具、衣物、尿布的卫生消毒不可忽略。此外，还必须了解新生儿特殊的生理状态，如睡眠时间较长、体重先减后增，可能出现生理性黄疸、乳房肿大、板牙、螳螂子等，应与各种病症区别以免误治。

现代儿科研究发现，从胎龄满 28 周，到出生后 7 足天，胎儿将经历妊娠后期、分娩、出生的过程，直到新生儿早期，从离开母体开始，发生了巨大的变化，新生命也面临最大的危险和考验，所以这个时期的死亡率特别高，做好这个时期的保健，也是优生、优育的重要环节。因此特别提出了一个"围生期"（也叫做围产期），并强调要注意下列事项，能对新生儿的护养有一定帮助。

（1）**去除胎毒**　所谓胎毒，主要是指胎中禀受的热毒，包括秽物咽入腹中而成的胎毒。给新

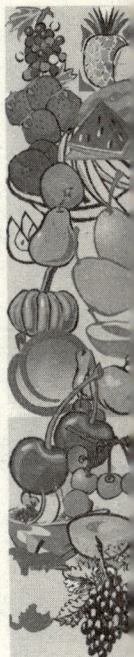

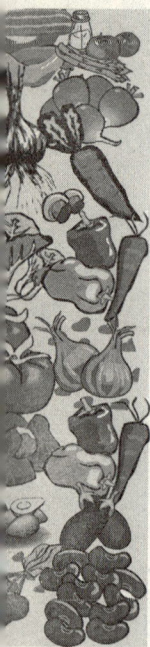

生儿去胎毒，是中华民族护养小儿的有效防保措施。自20世纪70年代起，我国不少儿科专家运用中医"胎毒学说"，选药预防新生儿溶血病取得成功，同时证实了中医"去胎毒"观点的指导意义，在临床中具有实用价值。新生儿服用去胎毒的药物，可以清除母胎中带来的热毒，预防某些疾病，有一定保健作用。具体用法有：① **甘草法** 甘草3克，浓煎取汁，以消毒纱布蘸药汁，令小儿频频吮吸。连用3～5天。② **黄连法** 黄连1.5～3克，用水浸泡，令汁出，入饭锅蒸后，滴小儿口中，每次2～3滴，清晨空腹用，连用3～5天。黄连性寒，胎禀气弱者不用。③ **豆豉法** 淡豆豉9克，浓煎取汁，频频饮服。④ **大黄法** 生大黄3克，沸水适量浸泡或略煮，取汁滴小儿口中，胎粪能下后，停服，脾虚气弱便溏禁用。⑤ **银花甘草法** 银花6克、甘草3克煎插拭口，并以少量令小儿吸吮。

（2）**保暖** 新生儿体量调节功能尚未完善，容易随环境温度变化，所以应使婴儿处在适当温度下，以减少机体的氧耗，降低代谢率。一般室温应控制在24℃，湿度为50％～60％；若婴儿裸身置于暖箱内，最适宜温度是在相对湿度为50％时保持31℃～34℃。如果条件不允许维持24℃左

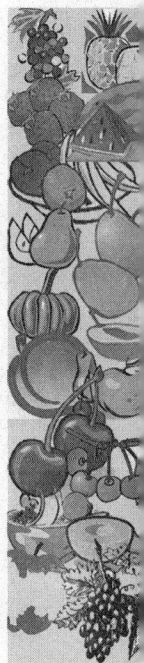

右室温时，可加热水袋保暖，但要防止烫伤，并随时注意体温。新生儿的床应远离通风口和电扇处，所用的被褥、衣服、尿布要预热，以免传导散热。

（3）**喂养**　正常足月产儿分娩后，母、子情况良好者，可在2～4小时开始哺乳，异常娩出者酌情延迟。可先试喂5％葡萄糖水。提早哺乳，能促进母乳分泌，预防婴儿低血糖。母亲产后2～3天，多有乳汁分泌不足现象，婴儿若有明显的饥饿表现或体重减轻过多时，可在哺乳后补授适量糖水或牛奶，但切不可以糖水或牛乳代替母乳，应尽量以母乳喂养。为保证哺乳成功，必须坚持母乳喂养。代授法，不利于泌乳功能的建立。喂奶时间按需而定，一般间隔3小时左右，每次给予20分钟吸吮，喂奶间隙时要适当喂水。

（4）**预防感染**　新生儿皮肤及呼吸道、消化道黏膜均娇嫩，免疫功能不足，必须严格预防感染。凡患呼吸道感染、腹泻、皮肤感染或其他传染病者，均不能接触新生儿。

（5）**皮肤护理**　脐带脱落前不宜用盆浴，可在每次换尿布后，用水揩洗臀部及会阴部。每日沐浴1次，水温40℃左右，室温27℃，用中性肥皂，浴后宜用柔软毛巾吸干，可扑少许爽身粉，

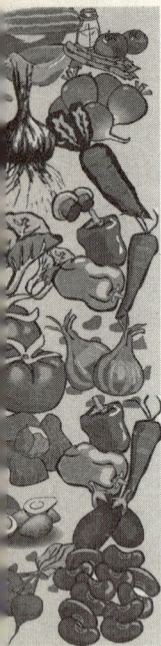

以保持干燥，但不宜过多。同时应注意保护口鼻以免水、粉吸入肺部。

（6）**五官清洁** 应注意面部及眼、外耳道、口、鼻孔的清洁，但不要挖耳道及鼻腔，有分泌物时可用棉球拭去。婴儿口腔黏膜柔嫩，一般不宜擦洗，严禁挑破牙龈上的所谓"板牙"或"马牙"，因为这些原是正常的上皮积聚，只要用淡盐水擦抹就可以。

（7）**衣着舒适** 衣服应柔软、宽适，容易穿换，干燥清洁，无领系带，不用扣子或别针等紧硬物。棉衣或棉被用新棉花，外用洁净曝晒过的软布做套。若用久藏在箱中的旧衣服，应事先取出吹晒，以避免婴儿接触樟脑而引起溶血反应。尿布要用柔软而吸水性强的棉布，尿布外勿用塑料布等包裹。夏季不必包襁褓，冬季用厚薄适宜的毛毯或棉被包裹，要有一定松度，不要用带子系紧，以免限制胸、腹及四肢的活动。

（8）**激发心理因素** 多项研究证明，早期激发心理因素，能促进婴儿的发育，环境对发育的作用并不亚于遗传因素。在新生儿期，早期激发的方法，可以在日常护理中进行，如在哺乳、洗澡、换尿布及穿衣时，可与婴儿进行眼神交流、对他说话、逗笑、抚摸皮肤，或者给婴儿听柔和、舒

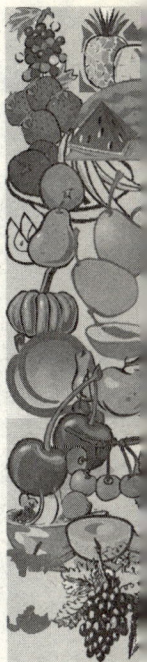

缓、轻松的音乐。随着交往的增多，同时也促进母婴相依的感情，而相依感情的建立，对婴儿以后的心理发育，是非常有益的。

婴儿期特征与护养要点

小儿出生 28 天后，至 1 周岁为"婴儿期"，又称"乳儿期"。这阶段的小儿生长发育特别迅速，1 周岁时体重约可为出生时的 3 倍，身长为 1.5 倍。所以这时期对营养的需求特别多，但又因为消化功能较差而容易发生呕吐、腹泻、贫血、营养不良等疾病。因此婴儿期最好以母乳喂养，并适时添加辅食，强调乳、食有时有节。提倡多晒太阳，注意饮食卫生，使婴儿脾胃功能逐渐增强，保证生长发育。

为什么要提倡母乳喂养呢？因为母乳营养丰富，蛋白质、脂肪、糖的比例适当，容易消化、吸收。母乳中含有优质蛋白质、必需氨基酸及较多乳糖，有利于婴儿脑的发育；母乳的钙、磷比例适当，能较好地被婴儿吸收利用；母乳缓冲力小，对胃酸中和作用弱，有利于消化，在胃内停留时间也较牛奶短；母乳中还含有免疫球蛋白和乳铁蛋白，具有增进婴儿免疫力的作用。而且，

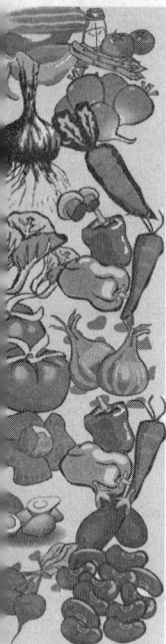

母乳的量还能随着婴儿的生长而增加，温度以及泌乳速度也较适宜，没有外来污染，几乎为无菌食品，直接喂哺简单方便，又十分经济。母乳喂养还可以避免婴儿对牛奶、羊奶等异种蛋白的过敏反应。

可见，母乳是婴儿时期（尤其是 6 个月以下的婴儿）最适宜的食物。母亲自己给孩子喂哺，有利于促进母子感情，可以密切观察小儿变化，做到随时照顾护理；而且产后哺乳可刺激子宫收缩，促使母亲早日恢复。因此，我们大力提倡母乳喂养。

还有一种情况也较常见。那就是母乳不足，甚至没有，此时就需要"人工喂养"。这种喂养方法首先应注意乳品和代乳品的选择，要选用营养全面、卫生、安全的乳制品。此外，喂养量和调制浓度，要按小儿"月龄"和"体重"合理计算，根据小儿食量调整，不能过稀或过浓。喂饲时奶瓶以直式为好，便于清洁，奶头的软硬要合适，奶头孔的大小按婴儿吸吮力而定（以奶瓶盛水倒置，水能连续滴出为宜），每次喂哺前需试乳汁的温度，以不烫手为宜。除特殊情况外，都应抱起婴儿哺喂，卧位需将床头抬高，使小儿侧卧，不可用布带悬吊奶瓶哺喂，以免吸入空气而呛奶，甚至堵塞气道发生意外，奶瓶斜度应使乳汁始终

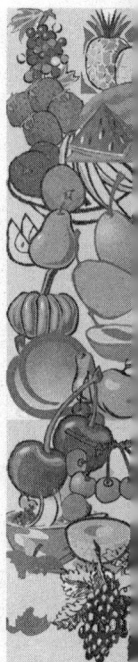

充满奶头，以免吸入空气。

一般喂哺 10～15 分钟即可吮空，患病婴儿及早产儿，需适当延长喂哺时间。哺乳完毕应竖抱拍背。每次喂奶后，一切食具应洗净并煮沸消毒，奶头煮沸不少于 5 分钟，并低温保存。每日喂哺次数视婴儿需要而定，间隔时间可较母乳喂哺稍长（约 3～4 小时）。

6 个月以后的小儿，从母体中所获得的某些免疫能力已逐渐消失，故而容易感染疾病，因此要按时进行各种预防接种，借以增强抗病能力。婴儿的中枢神经系统发育迅速，条件反射不断形成，但大脑皮质功能还未成熟，不能耐受高热、毒素或其他不良刺激，所以容易发生惊厥等神经症状。

幼儿期特征与护养要点

1～3 周岁，称为"幼儿期"。这一时段小儿生长发育速度较前有所减缓，各系统的功能逐渐发育，语言、行为、表达能力明显发展，乳牙逐渐出齐，前囟闭合。与外界接触也较增多，活动范围增宽，随之接触感染的机会也相应增多，在这阶段感染性疾病的发病率较高，加上由于断奶和饮食内容的改变，还容易发生消化功能紊乱和营

正确认识儿童及其营养需求
zheng que ren shi er tong ji qi ying yang xu qiu

21

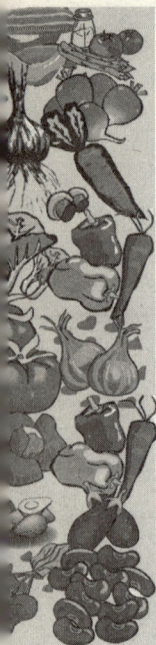

养不足。

"幼儿期"特别要注意断奶后的合理喂养，而如何断奶也是十分讲究的。孩子到 1 岁左右，一般就应考虑断奶。若母乳一向不足，喂养过程中早已添加辅食，幼儿又长得很好时，可以早些断奶。如果母乳较多，孩子吃辅食又很少者，可适当延迟断奶时间，但绝对不要超过 2 岁，否则会造成孩子不接受其他食物，而发生营养不良。夏天不宜断奶，因为这时孩子的消化能力薄弱，容易引起腹泻。如孩子有病或生病刚好，这时孩子体质比较弱，断奶会加重孩子的病情或易得其他疾病，故也要推迟断奶时间。给孩子断奶要慢慢来，不能心急，不要一下子把奶断掉，最好是妈妈平时能按时给孩子增加辅食，慢慢培养孩子吃辅食的习惯。一般可从 8～9 个月时开始，逐渐减少喂奶的次数，适当增加辅食，使孩子有一个适应过程，到 1 周岁左右，孩子就可以完全不吃奶了。这样自然地断奶，对孩子的健康是有好处的。

学龄前期特征与护养要点

3 周岁起至 6～7 周岁，小儿处于"学龄前期"，也称为"幼童期"。此时小儿体格发育稳步增长，智能发育渐趋完善。该年龄组儿童的求知欲强，对任何事物都有好奇心，故应安排好小儿的生活环境，使其在接触、游玩中增长见识，获得启发式教育，提高理解和思维能力。同时，该时期小儿又具有可塑性，应培养其优良的道德品质，养成良好的卫生、劳动和学习习惯，为接受正规学校教育打好基础。并要因势利导，提高他们独立生活的能力，学会照顾自己，穿脱衣服、吃饭洗漱，做些简单的生活琐事，家长不要包办一切。这时期的儿童好动，又无生活经验，容易发生意外，必须加强安全教育，防止外伤、烫伤、车祸、触电、溺水等意外事故的发生。

一旦进入"学龄期"后，儿童发病率会有所下降，呼吸及消化系统疾病逐渐减少，但有关免疫反应的疾病如肾炎、风湿病、过敏性紫癜等增多，仍易患传染病，但病症较轻。所以对于即将进入学龄期，而仍然经常患病的小儿，要抓紧治疗，调整机体，增强体质，争取尽早控制，以免将咳嗽、哮喘、厌食等病情延续至学龄期而影响学习。

学龄期特征与护养要点

自进入小学（6～7周岁）起，到青春期开始

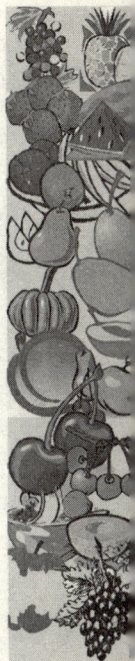

23

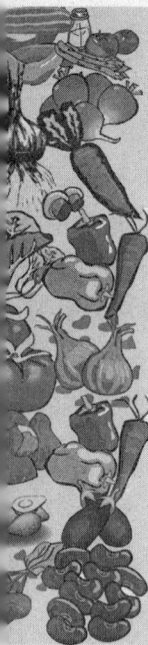

（约12周岁左右），这一阶段又称"学龄期"，相当于儿童的中、小学阶段。此时期的孩子，在体格方面仍然稳步增长，乳牙依次换上恒牙，除生殖系统外，其他器官的发育到本期末，已接近成人水平。此时儿童脑的形态发育已基本与成人相同，所以智能发育更为成熟，控制、理解、分析、综合等能力增强，能适应正规的学习生活，科学文化知识增长也很快，是打好知识基础的重要时期。

对学龄期儿童，要以德、智、体、美、劳全面发展为目标。要教育他们尊敬师长、团结同学、认真学习、遵守纪律、热爱劳动、锻炼身体，形成良好的综合素质。在此时期孩子的发病率进一步下降，但要特别注意用眼卫生，注意防治龋齿，要安排好起居作息，保证充足的营养和休息，注意情绪和行为的变化，减少精神行为障碍的发病率。此外哮喘、过敏性紫癜等，也是这个时期的多发病，所以要慎防感冒。

青春期特征与护养要点

青春期的个体差异较大，一般女孩为11～12周岁，至17～18周岁；男孩为13～14周岁，至

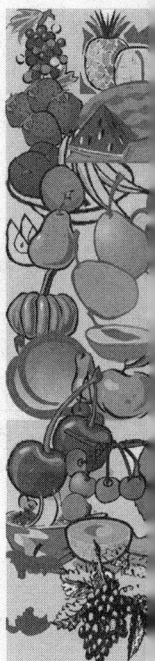

18～20周岁（青春期开始阶段仍属于儿童范围）。青春期是从儿童到成人的"过渡时期"，其显著特点是生殖系统发育日趋成熟，女孩行经、男孩溢精，体格生长也出现第二次高峰，体重、身高增长幅度加大。近年来，小儿进入青春期的平均年龄有提早的趋势。青春期孩子生理变化大，社会接触多，易引起心理、行为、精神方面的不稳定，因此应加强教育与疏导，重视心理教育，协调各类矛盾，平衡心态。特别是女性，要正确认识月经来潮、乳房发育等生理变化。对于这个阶段易出现的月经不调、甲状腺肿、高血压及心理失调等，要采取积极防治措施。青春期小儿体力增强，知识和技能增加，社会适应能力及机体抗病能力都明显提高，保障青春期间的身心健康，对于小儿成长为祖国的栋梁之材，将产生积极的影响。

必需微量元素与儿童的成长

人体内有各种元素，除碳、氢、氧、氮外，其他统称为矿物元素。它们按体内含量的不同，而分为"宏量元素"和"微量元素"。凡占人体总重量万分之一以上者，称为宏量元素，它们

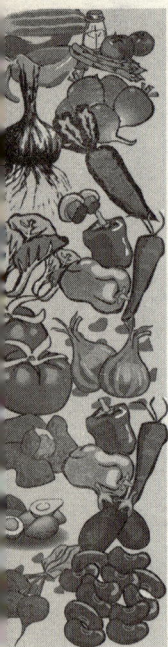

占体内元素总重量的 99.5％以上。占人体总重量不到万分之一者，为微量元素。虽然微量元素在人体内含量极微，但对人体的发育、健康及寿命有着不可轻估的作用。现对微量元素在小儿体内的作用及食源，简述于下，从而帮助科学地补充微量元素，提高身体素质，发展智力，促进小儿健康成长。

无机盐与必需微量元素

人体内有六十多种元素，除碳、氢、氧、氮外，其他元素在营养学上统称为"矿物元素"，或叫做无机盐。无机盐是构成机体组织、维持生理功能所必需的，然而大多数无机盐，在体内的生理作用剂量与中毒剂量极其接近，所以"过量"与"缺乏"同样是有害的。这些元素可分为"宏量元素"（有碳、氢、氧、氮、磷、硫、钙、镁、钠、钾、氯等 11 种）和"微量元素"，人体必需微量元素只有 14 种，它们在人体内同样不可过量。如铁是首要的元素，但如果体内摄入过多，可引起血黄素沉着，并可以引发肝硬化、糖尿病等；锰，也不可过多，否则可能发生慢性中毒，导致语言、书写等智能的损害；体内氟积累过多，可引起记忆力减退，精神不振；铜，摄入过多以后，可以引起肾脏损害、骨关节改变和关节疼痛。因此必须做到适量补充，并尽可能采用食补。平时饮食要做到营养全面，搭配合理，从婴儿期开始就要注意，在4～6个月后，应及时添加各类辅食，让小儿逐步适应和习惯于多样化的食物，而不偏食、不挑食，也不过多地给予零食，做到摄入多种营养素，对小儿健康发育和成长有益。

14 种必需微量元素的功能及食源

占人体总重量不到万分之一的必需微量元素有14种，它们分别是铁、锌、铜、钴、锰、铬、硒、碘、氟、镍、钒、钼、硅、锡，可以说它们量少能力大，千万不可忽视。以下分别对它们的作用和食源，作简要讨论。

铁的功能与食源

人体内铁总含量约3～5克，在各种微量元素中占居首位。人体内的铁约66%存在于血液红细胞的血红蛋白内，3%以肌红蛋白的形式存在于肌肉中，不到1%的铁参与体内某些酶的构成，约有30%以非功能的形式储存于肝、脾和骨髓中。铁，

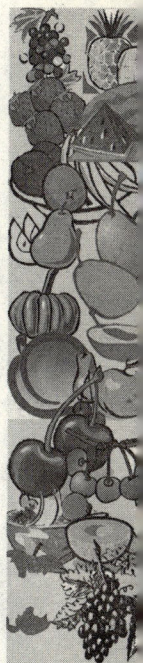

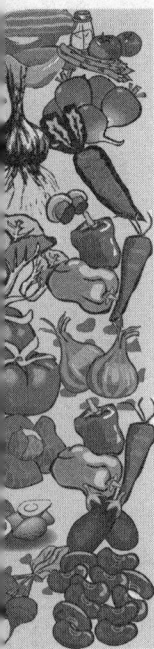

是人体必需的营养元素。小儿营养性缺铁比较常见，缺铁会影响血液的正常代谢导致贫血，还会使免疫功能下降，缺铁时临床可见疲倦、思维迟钝、烦躁、注意力不集中，指甲易断，畏寒怕冷等症状。铁的缺乏常涉及整个儿童时期的营养缺乏性疾病。世界卫生组织曾报道，小儿缺铁性贫血发病率在 50% 以上，2 岁以下婴儿高达 90%。

铁对婴儿营养极为重要，因为它是血红蛋白和肌红蛋白的重要成分。各组织的氧气运输离不开铁，婴儿生长发育快，对铁的需要和利用相应更多。胎儿在母体内最后 1 个月，肝内储入较多的铁，但仅够出生后 3～4 个月的需要。周岁以内婴儿每日需铁 10～15 毫克，而乳类所含的铁不能满足婴儿的需求。所以 4 个月以后的婴儿，应从食物中摄取铁，可以补给蛋黄糊、猪肝泥、什锦猪肉菜末、豆豉牛肉末等。

有些儿童缺铁，与偏食有关，摄取营养不全就会缺铁，从而导致贫血。铁的来源主要是膳食，但食物中的铁吸收率较低，平均不过 10%，这样铁的膳食供给量就要比损失量大为增加。植物性食物铁吸收率很低，动物性食物铁吸收率较高。儿童食量低，胃容量小，铁需要量常常不能得到满足，如不注意增加富含铁的食物和食品，极易

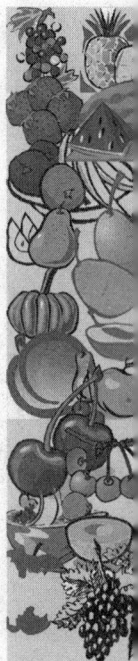

引起贫血。缺铁性贫血患儿由于营养不良，会影响机体免疫力及降低体力外，还可妨碍儿童的智力发育，使婴幼儿的智能受到不良影响。

膳食铁的良好食源是动物的肝脏和血。其中禽类的肝脏和血，铁的含量最高；其次为畜肉和鱼；牛奶含铁量较少，鸡蛋黄中虽含铁量较高，但因含有干扰因素，吸收率仅有3％。植物性食物中以绿色叶菜含铁量较高，谷类、豆类中铁含量较低。如果将谷物与肉、菜同食，相关的蛋白质可促进铁的吸收。因此对小儿要强调不可偏食，要多吃蔬菜，食品多样化，才能保证营养物质的平衡，满足其对铁元素的需求。

常见食物中含铁量较高的有：猪肝、猪肾、猪血、猪肚、猪瘦肉、牛肝、羊肝、鸡肝、蛋黄、芝麻酱、黑木耳、河蟹、鱼类、苋菜、黄豆、豆制品、黑豆、芹菜、白菜、海带、香菇、田螺、雪里蕻、芫荽、菠菜、荠菜、香蕉、桃、柑橘、柚子、红枣、桂圆、樱桃、米、麦、豆类等。

锌的功能与食源

锌，是人体内一种重要的营养素，它参与体内五十多种酶的合成，还能促进生长发育与组织再生，并对维持正常免疫功能有用。锌对幼儿、

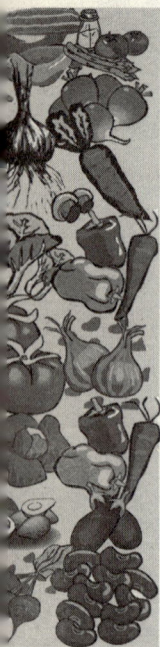

少年的健康发育极为重要。因为小儿处于身体发育及成长较快的阶段，与锌元素的关系极大。锌能促进食欲，以利小儿进食；锌还具有增强脑细胞思维、记忆的功能。如果小儿缺锌，就会出现嗅味觉衰退、厌食、口腔溃疡、生长缓慢、身材矮小形同侏儒、智力减退、记忆力下降、头发枯黄易脱落、伤口愈合慢、皮肤粗糙、肢端皮炎等。

我国制定了锌的供给量标准：初生婴儿至6个月，每天3毫克；7～12个月每天5毫克；1～10岁每天10毫克。成人每天需要量约为2.2毫克，如果按混合膳食中，锌的平均吸收率20％估算，每人每天的锌供给量，应为11毫克。

锌的主要食源是蛤贝类，如牡蛎、扇贝等，其次是动物肝脏、虾、鱼、猪瘦肉、牛肉、酵母、鸡肉、鸡蛋、花生酱等，含锌量也较多，有人测定100克动物食品中，约含锌3～5毫克。蘑菇和硬果类（花生、核桃、松子仁等）、豆类也含有一定量的锌。含锌食品还有小麦、麦麸、牛奶、海带、芝麻、木耳、茶叶等，蔬菜中含锌较多的有卷心菜、土豆、菜花等。

铜的功能与食源

铜，能使人强筋健骨。一个正常人，体内含

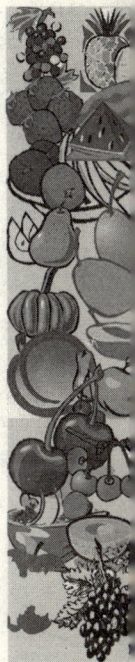

铜约为 100～200 毫克，每天摄入 2～5 毫克即可满足机体的需求。胶原蛋白是人体内含量最多的一种蛋白质，胶原蛋白扭结成胶原纤维，是构成肌腱、骨骼、牙齿、软骨、疏松结缔组织的物质。当机体缺铜时，胶原组织交联不全，会使人筋骨乏力、牙齿脱落、关节发炎、血液黏稠，甚至导致冠心病、心肌梗死。所以，铜还能够预防突发性四肢无力或瘫痪。

在血液中，铜还是铁的"助手"，对促进铁的利用有重要功效，它可以催化低价铁氧化成高价铁，结合成运铁蛋白，供机体利用。临床上有一种"儿童铁铜性贫血"，其实就是缺铜引起的。还有铜缺乏综合征，主要见于 7～9 个月婴儿和早产婴儿，他们以贫血为主症，然而这种贫血用铁剂治疗无效。此症常伴有白细胞减少、中性粒细胞减少，患儿皮肤苍白、毛发色浅，常有皮疹、厌食、腹泻和生长发育停滞等症状。铜缺乏早产婴儿，精神发育迟缓，对外界反应极差，视觉反应迟钝，并且全身肌肉张力低下。

补铜应以食疗为主。含铜多的食品为坚果、肉类，特别是动物内脏及甲壳类，尤以牡蛎含量最丰富，豆类含铜量也较高。谷类的精制品会使铜大量丧失，故补铜不宜吃精制粮类。

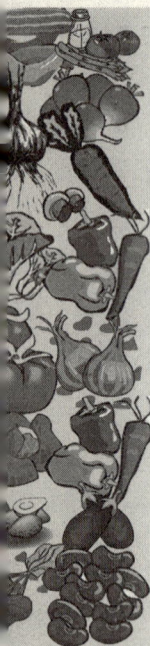

铜的丰富食物来源有牡蛎、口蘑、榛子、葵花籽、芝麻酱、核桃、西瓜子、茶、动物肝等。铜的良好食源有：蟹肉、蚕豆、鲜蘑菇、青豆、小茴香、黑芝麻、大豆制品、松子、龙虾、绿豆、花生米、黄豆、马铃薯粉、紫菜、豆腐粉、莲子、芸豆、香菇、毛豆、面筋、果丹皮、八角茴香、金针菜、栗子及小麦胚芽等。铜的一般食物来源有酸枣、番茄酱、果脯、海参、香蕉、牛肉、面包、黄油、蛋、鱼、花生、猪肉和禽肉。

钴的功能与食源

钴，是维生素 B_{12} 的一种极其重要的组成成分，它必须以维生素分子的形式，从体外摄入，才能被人体利用。含钴维生素 B_{12} 可被人体结肠中的大肠杆菌合成，它是血红细胞形成的一种重要因素，人体内的维生素 B_{12} 含量约 2～5 毫克，主要分布在肝脏中，由进入人体的钴，在肠道中合成。每日人体对钴需要量为 1 微克，婴儿日需要量为 0.3 微克。

钴的丰富食源，主要是牛肝、猪肝、猪肉、蛤肉类、鸡肝、牛胰、猪肾和其他脏器，猪瘦肉、蟹肉、沙丁鱼、蛋和干酪也是钴的良好食源，牛奶、酸奶、豆类、木耳、银耳和家禽肉为钴的一般食源。

锰的功能与食源

锰，是维持人体健康的一种营养元素，它在细胞代谢中起重要作用。人体内含锰约 12～20 毫克，分布在人体的一切组织内，骨骼、肝、肾中含量较高，它对心血管有益，对骨骼的发育成长有作用，小儿正在长骨骼时期，所以不可缺锰。如果人体缺锰时，"破骨细胞"活性增强，"成骨细胞"活性受抑制，妨碍成骨可以导致骨质疏松、皮肤瘙痒。每人每日需摄取锰 5～10 毫克，才能维持身体锰的代谢平衡。婴儿锰的日平均需要量在 0.5～1 毫克，儿童和少年锰的日平均摄入量在 1～5 毫克。

锰含量较多的食源有糙米、米糠、核桃、麦芽等；花生、木耳、口蘑、紫菜、马铃薯、大豆粉、葵花籽、莲子、松子仁、榛子、麦粉、高粱等，也含有较多的锰；动物肝、大多数蔬菜、茶也含有锰。

铬的功能与食源

铬，是人体必不可少的微量元素之一，主要功能是维持体内所允许葡萄糖的正常含量。头发

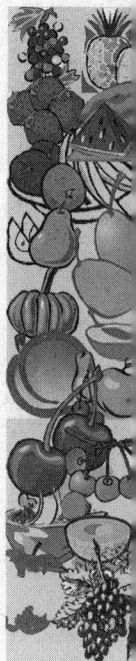

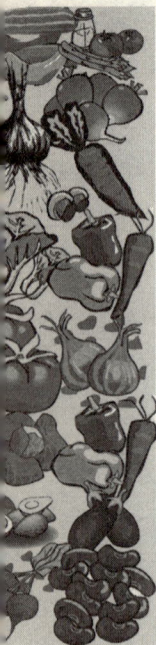

所含铬的浓度最高，大约为 0.2～2 毫克/千克。儿童和青少年的生长、发育需要铬元素，每人每天需 0.5 毫克已足够，婴幼儿每天需供应铬应为 10～60 微克。人体缺铬可导致糖代谢紊乱，血胆固醇增高，动脉粥样硬化，缺铬还可导致近视，长期吃精细食品会出现缺铬。

含铬丰富的食源有干酪、蛋类和动物肝脏，还有小麦、麸面、玉米、糙米、牛肉、啤酒、面包、红糖、黄油、鸡、马铃薯、柑橘、菠菜、草莓、葡萄、核桃、紫菜、黄花菜、苋菜及豆类。

硒的功能与食源

硒，是维持人体正常生理功能的重要微量元素。人体血液中硒浓度为 0.22 微克/毫升。硒与蛋白质结合，通过血液送到组织。硒缺乏的明显危害是引起克山病和大骨节病。克山病在我国东北、西北和西南等地曾有流行，主要患者是妇女和儿童。症状为躁动不安、面色苍白、皮肤发凉、发花、脉搏细弱、脉率增快，甚至会出现昏迷、口唇四肢末端发紫等症状。大骨节病，流行区域与克山病相同，该病主要侵犯四肢关节，使幼儿发育中的软骨变性、坏死，继发关节畸形，表现为关节肿大，活动受限。同时骨骼发育受影响，会直接影响体格发育。患者一般身材较低，严重者为矮小畸形。补充硒及维生素 E，对治疗大骨节病有效。硒还有抗癌作用。

硒的食源有芝麻、动物内脏、大蒜、蘑菇、海米、鲜贝、淡菜、金针菜、海参、鱿鱼、牡蛎、苋菜、鱼粉、黄油、啤酒、酵母、小麦坯和龙虾。海蟹、干贝、带鱼、松花蛋、黄鱼、豆油、猪肾、全小麦粒（粉）、猪肉和羊肉也含有硒。

碘的功能与食源

人从膳食中把碘摄入体内，其大部分在胃肠道变为碘化物，并几乎是被人体完全吸收的。健康人体内，含碘约为 20～50 毫克，其中 20%～30% 存在于甲状腺中。甲状腺本身重 15～20 克，其中含碘量为 8 毫克，可见其含碘浓度的确很高。

碘在人体中的作用是合成甲状腺素，甲状腺素对人体有着多方面的重要生理功能。它能促进物质和能量代谢，促进蛋白质、糖和脂肪的代谢，还能使胡萝卜素转化为维生素 A，有利于提高视力。甲状腺功能低下的儿童，体格和智力发育会受到明显影响。

含碘丰富的食物有：海藻、海带、紫菜、鱼

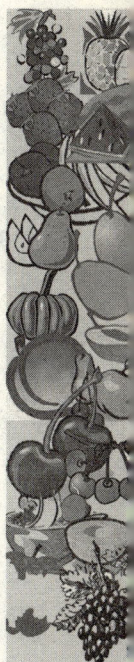

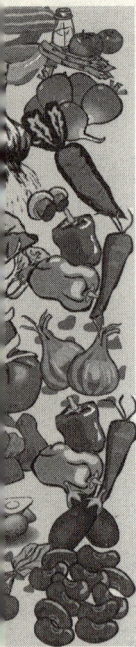

肝、蚶、蛤、蛏、干贝、淡菜、海参、海蟹、龙虾等，此外鸡蛋、小麦、玉米、高粱、大米、葡萄等也含碘，还有种植在富碘土壤中的蔬菜以及用含碘食物喂养的动物及其奶、蛋也含碘。

氟的功能与食源

氟，不仅是人体营养所必需的微量元素，同时还是人体组织中的成分。正常人体含氟为 2.6 克，主要分布在骨骼、牙齿、指甲、毛发中。人体内硬组织含氟约占人体总量的 96%。

人体缺氟会导致牙齿釉质中氟灰石减少，而羟磷灰石结构不甚致密，易被细菌、有机酸及酶破坏，故极易发生龋齿，小儿尤为突出。氟过低还会影响骨骼，低氟区的老人，易发生骨质疏松。

氟的食物丰富来源是海产品和茶叶，如沙丁鱼、虾、大马哈鱼等鱼类，海带、莲子、红枣也是氟的良好食源；稻米、菠菜、动物骨中含氟量较高；大豆、鸡蛋、牛肉是氟的一般食源。

镍的功能与食源

镍，具有刺激血细胞生长的作用，能促进红细胞再生。在人体缺铜的情况下，镍的生理活性

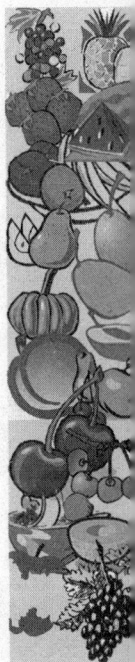

会发挥得更好。

镍的食源主要有茶叶、坚果类和海产品。可可、奶油、谷、肉类、部分蔬菜也含有镍，海产品主要是海带、海参、鳗鱼、鲳鱼等，蔬菜主要有黄花菜、雪菜、紫菜及银耳、木耳等。

钒的功能与食源

钒，在体内主要作用是刺激骨髓造血功能，降低血压。人均日需摄入钒量约为 2 毫克。海产品、谷类、豆类、蔬菜、坚果以及豆油、橄榄油等植物油中，钒含量已足够人体吸收利用。而面粉、芝麻、黄豆、赤豆、绿豆、银耳、木耳、海带、紫菜、海参、鲳鱼、黄花菜、苋菜、莲子、枣以及猪肉中，含钒也比较丰富。

锡的功能与食源

锡，在人体内能促进蛋白质及核酸反应，催化还原反应，促进生长。一个成年人通过正常的饮食，锡摄入量是足够的，估计日平均摄入量约 187 微克。许多谷物、蔬菜、肉类中平均含约 1 毫克/千克左右的锡。黄豆、花生、赤豆、绿豆、菠菜、苋菜、洋葱、香菇、银耳、木耳、黄花菜、紫菜、核桃、枣、松子、莲子等含锡量较

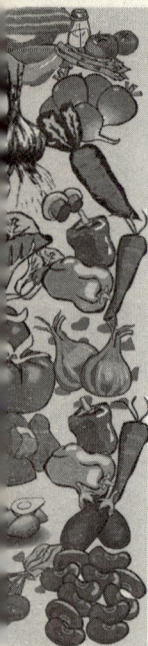

丰富。

钼的功能与食源

钼，在胃肠系统中的吸收是最高的。人体中所摄取的钼，大约有50％进入血液，大部分钼通过肾脏，从尿中排泄。钼在人体中含量很小，但能发挥很大的作用。钼与骨骼、牙齿发育相关，在缺钼的地区，儿童龋齿发生率很高。钼能提高机体细胞免疫力，增加细胞对病毒的抵抗，改善甲状腺的作用。

钼在膳食中的食源主要是动物内脏、肉类、全谷类、麦胚、豆类、叶类蔬菜和酵母。由于人体对钼的需要量很少，一般膳食中摄入即可满足，不必特殊补充。

硅的功能与食源

硅，在人体内参与黏多糖合成，促进骨骼生长，维持上皮组织及结缔组织强度和弹性，维持血管的正常功能及通透性，还有防止血管硬化的功能。

硅的主要食源有谷物、麸皮、肉、部分蔬菜及水等。面粉、芝麻、花生、黄豆、赤豆、绿豆、蚕豆、苋菜、葱、茭白、荠菜、雪菜、黄花菜、银耳、木耳、海带、红枣、猪羊肉等都含有硅。

儿童饮食有哪些特殊要求

儿童时期是人的体格发育最活跃的时段，所以科学、合理地补充必需营养素，是保障小儿健康成长的需要。因为这个时期的发育状况，能影响其一生，所以在此时期内对于影响小儿身高、智力及体形的饮食安排，要求特别严格。

有助儿童益智的食养

儿童成长过程中，提高智能是非常重要的，而很多食物也确有益于开发小儿智力。所谓"益智食物"并不是指某一种食品，也不是指某一种营养成分，而是一种平衡的营养状态，是需要父母认真加以选取，并给予合理组合的。

1. 儿童益智饮食的要素

那些认为只吃某种食物，便可增强脑力的想法是不正确的。有效的益智方法应是摄入对大脑有益的、含有不同营养成分的食物，并对其进行

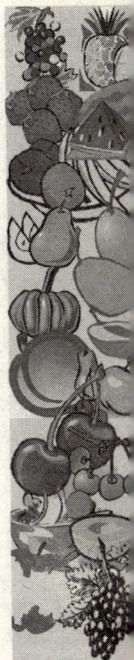

39

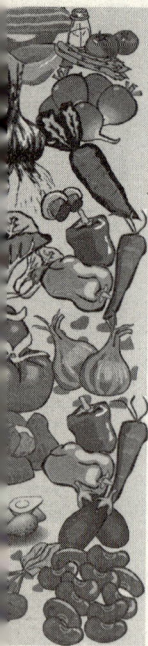

合理搭配，这样才能促进大脑的功能，使大脑的灵敏度和记忆力增强，并能清除影响脑功能正常发挥的不良因素。所以益智饮食的要素有下列几个方面。

(1) **适量糖类食物的摄入** 人体消耗的能量，主要由膳食中的糖、脂肪和蛋白质提供。人脑在利用能源物质上与其他器官所不同者，在于主要依靠血液中的葡萄糖（血糖）氧化来供给能量。大脑对血糖极为敏感，人脑每天大约需用116～145克葡萄糖，当血糖浓度降低时，脑的耗氧量也下降。轻者会感到头昏、疲倦，重则会发生昏迷。因此，保持一定量的血糖浓度，对于保证人脑能够完成其复杂机能，是十分重要的。

(2) **增加食物中的优质蛋白含量** 食物中优质蛋白质含量的适度增加，能调节大脑皮层的兴奋和抑制作用，而且蛋白质中的合氨酸，还能组合、利用脑细胞在代谢过程中所产生的氨，从而消除其毒性，以保护脑细胞。

(3) **多摄入脑磷脂和卵磷脂** 人脑是需要补充脂类的，而其所需要的主要是脑磷脂和卵磷脂，含有不饱和脂肪酸成分，它们有补养脑细胞的作用，能使人精力充沛，工作和学习持久力增强，对神经衰弱者，也有较好的防治功效。

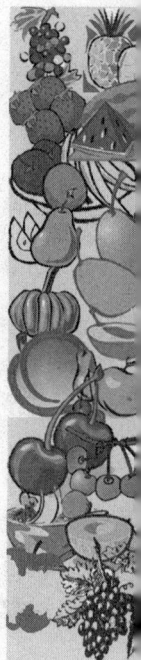

专家提示

益智食品安排，应以小儿成长、发育和学习特点，结合对营养素的作用与需要，以补充脑组织活动所需的能源、构成脑细胞的磷脂和不饱和脂肪酸及参与调节脑细胞兴奋或抑制的蛋白质、维生素 A 和微量元素等为重点。

2. 有益智作用食物与分析

既然益智食物不是单一的某种食品，也不单是某种营养成分，而是较多食品及其所含营养成分的"总和"，而且每种食品常有所侧重，因此需要进行分析。

儿童宜选那些益智食物 富含碳水化合物的益智食物有大米、面粉、小米、玉米、红枣、桂圆、蜂蜜等。富含优质蛋白质的益智食物为蛋类、乳类、鱼类、禽类、瘦肉及大豆类。富含不饱和脂肪酸的益智食物是植物油、葵花籽、南瓜籽、花生、西瓜籽、核桃、鱼、虾等。富含脑磷脂的益智食物有，猪脑、羊脑、鸡脑等。富含卵磷脂的益智食物是鸡蛋黄、鸭蛋黄、鹌鹑蛋黄、大豆及其制品。富含维生素 A 的益智食物有动物肝脏、乳类、蛋类及胡萝卜、韭菜、海带和木耳。富含 D

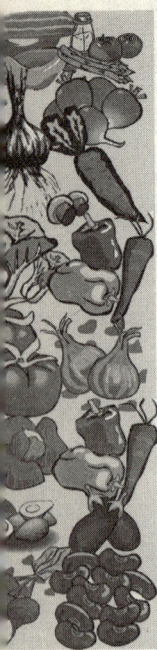

族维生素的益智食物为谷类、豆类、花生、核桃、芝麻、香菇、蔬菜、蛋类、奶类、瘦猪肉、动物脏腑类、酵母、鳝鱼等。富含维生素 C 的益智食物如鲜枣、猕猴桃、柑橘、柠檬、柚子、菜花、绿叶蔬菜、辣椒、西红柿等。

益智食物的功能分析 各类益智食品，在对大脑功能调节方面又各有所倚重，根据不同作用可以归纳为：① 能激发创造力的食物，这类食品如生姜，它含有姜辣素和挥发油，能使人体内的血液得到稀释，血液流动更加畅通，从而向大脑提供更多的营养物质和氧气，有助于激发人的想象力和创造力。② 能增强记忆力的食物如黄豆，它含有丰富的卵磷脂，能在人体内释放乙酰胆碱，是脑神经细胞间传递信息的桥梁，对增强记忆力有益。又如常吃胡萝卜有助于加强大脑的新陈代谢；菠萝含有很多的维生素 C 和微量元素，且热量小，有助于提高记忆力。③ 能提高灵敏度的食物，如核桃含有较多的优质蛋白质和脂肪酸，对脑细胞的生长有益；栗子含有丰富的卵磷脂、蛋白质和锌，有助于提高思维的灵敏性。④ 能使人集中精力的食物，有洋葱，它能稀释血液，改善大脑的血液供应，从而消除心理疲劳和过度紧张。每天吃半个洋葱可收到良好的效果。⑤ 能提高分

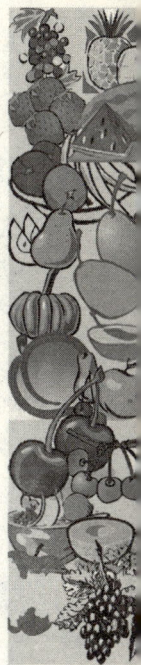

析能力的食物则有花生，它含有人体所必需的氨基酸，可防止过早衰老，并能提高智力，促进脑细胞的新陈代谢，保护血管，防止脑功能衰退。

⑥ 能促进睡眠的食物，如小米有显著的催眠效果，若睡前半小时适量进食小米粥，可帮助入睡。

⑦ 能提高效率的食物，血糖能顺利地通过大脑的各道屏障进入脑组织而被吸收，血糖氧化释放能量，可以提高人脑的学习和工作效率。

3. 儿童益智食谱示例

儿童健脑益智，补充营养是关键，但重要的是"膳食平衡"，如果三餐不吃好，光吃健脑食品，也不能达到目的。有健脑益智功能的食谱举例如下，以供参考。

五圆鹌蛋

配料 鹌鹑蛋20只，荔枝、桂圆、莲子和红枣各6枚；精盐、冰糖、湿淀粉和色拉油各少许。

制法 将桂圆和荔枝，剥壳、去核；莲子，用碱水浸，搓去皮后，再除心，煮熟；红枣，洗净，去核；鹌鹑蛋，煮熟剥去壳。将这"五圆"放入大碗内，加入冰糖、精盐和适量清水，上笼蒸30分钟，然后将原汁倒入另一碗内，把"五圆"放入平盘中。再将原汁倒入炒锅中，煮沸，用湿淀粉勾

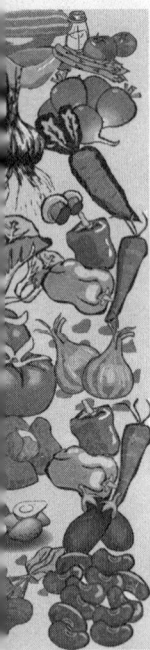

薄荠，淋入色拉油，浇在"五圆"上即成。

功能 补益心脾，益智健脑。桂圆，含蛋白质、脂肪等，并有维生素 A、维生素 B 等；鹌鹑蛋，含大量卵磷脂、蛋白质；红枣、莲子，能宁心益脑；荔枝，含铁、磷、果糖等，故可益肝肾、补心脾。

杏仁豆腐

配料 杏仁 150 克，琼脂粉 10 克，牛奶 200 克，鸡蛋 1 个，白糖适量。

制法 将杏仁浸泡后剥去外皮，加水在搅拌机里磨成稀糊。鸡蛋，加水少许打散。炒锅上火，倒入约 800 克左右水，放白糖少量，把鸡蛋倒入锅内，待煮开后撇去浮沫，倒出一半晾凉，待用。将琼脂粉放碗内加水蒸化。把磨好的杏仁糊、琼脂粉、牛奶放入锅内，不断搅动，再用细纱布滤去杏仁糊中的渣，倒入盘内晾凉后，凝结成细嫩的豆腐状。把凝结的"豆腐"，用刀在盘中划成菱形块，晾凉的另一半糖水缓慢地沿盘边倒入，待"豆腐"漂起时，即可食用。

功能 清神益智，健脑填髓。本膳用杏仁，含脂肪、蛋白质较多，润肺化痰，通腑润肠；琼脂，含丰富的氨基酸、碘、锌等营养成分；牛奶，

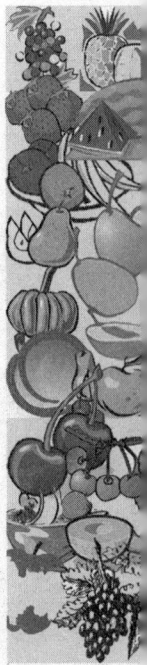

含钙、锌、磷、蛋白质、脂肪等；鸡蛋，补充蛋白质、卵磷脂；白糖，是多糖。此膳组合能清神益脑，增强大脑功能，且鲜嫩甘美。

番茄鱼泥

配料 新鲜鱼（一般选用鱼刺少的海鱼）2厘米长1块（约30克），鱼汤2勺，淀粉、番茄酱、精盐各少许。

制法 先将新鲜鱼洗干净，放入热水中煮熟，加适量的精盐。锅内捞出鱼，去骨刺和鱼皮，然后放入小碗内，用小勺背研碎。把研碎的鱼肉和鱼汤一起放入锅内煮，淀粉加水，并加入少许番茄酱调匀，倒入锅中搅拌，煮至黏稠状停火，即可食用。

功能 补脑益智，和胃健脾。本膳用鱼肉，富含蛋白质，所含脂肪为不饱和脂肪酸，海鱼的DHA含量多于淡水鱼，深海鱼中的DHA要比近海多，而鱼中所含DHA是营养大脑必不可少的物质。番茄酱富含维生素C，维生素C可使大脑反应灵活，敏捷。婴儿常食此鱼泥，能促进脑的发育，提高智力。

海带肉丝汤

配料 猪肉100克，水发海带100克，胡萝卜

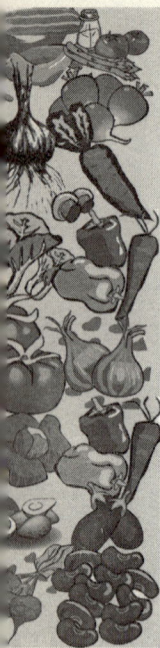

60 克，精盐、味精、葱丝、姜丝各适量。

制法　将猪肉洗净，切成细丝；海带，洗净切成细丝；胡萝卜，洗净，切成细丝。锅置火上，加油烧热，放入肉丝、海带丝、胡萝卜丝，煸炒至肉丝变色，起锅，放入盐、葱、姜、蒜及水，煮沸 3 分钟，加入肉丝、海带丝、胡萝卜丝，沸 5 分钟，入味精调味后，出锅装入汤碗。

功能　补脑益智，健脾益肾。海带含有丰富的钙、碘等营养成分，猪肉含丰富的蛋白质，胡萝卜含有丰富的胡萝卜素。此菜有很好的益智健脑作用，适于幼儿食用。

花生米肉丁

配料　油炸花生米 100 克，猪瘦肉 200 克，胡萝卜 25 克，红柿椒 25 克，山药 25 克，料酒、精盐、葱花、姜、味精、植物油各适量。

制法　将胡萝卜、红柿椒、山药，分别去皮、籽，洗净后切成丁；猪瘦肉，洗净切丁。炒锅上火，放入植物油烧热，加入葱、姜煸香，投入猪肉丁煸炒，倒入料酒，加入精盐和少量水，炒至肉丁熟而入味，投入胡萝卜丁、红柿椒丁、山药丁，共同煸炒，再加入花生米、味精炒 2 分钟，即可出锅，食用。

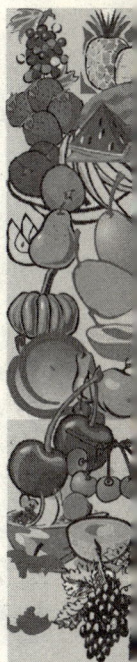

功能 补脑益髓，健脾益肾。本膳所用花生米中的营养物质有益智健脑作用。猪瘦肉，含有丰富的蛋白质和锌，锌对提高智力有益。胡萝卜，富含胡萝卜素，它在人体内转化为维生素 A，能促进脑及身体的发育。红柿椒，富含维生素 C，它是促进脑反应敏锐的必要物质基础。山药，含淀粉，并是脑的重要能源。此菜由多种原料相配制成，营养丰富、全面，益智健脑功效更明显，适用于脑发育逐步完善的幼儿经常食用。

促进儿童增高的饮食

身材的高与矮，与多种因素有关。如种族、遗传、地理、气候条件、生活习惯、卫生条件、营养状况、伤病以及参加体育活动的多少等。这些影响因素，可以分为先天和后天两大类。研究表明孩子身材的高矮，60％取决于父母的遗传因素，而按科学的方法抚育孩子，可使孩子的身高增长十几厘米。这充分说明先天不足者，可以借后天来弥补，特别是合理的饮食调养很重要。

1. 身材矮小的食养原则

一般来说，人到 20～25 岁就不再长高了，而在这段年龄之前，供给足够的营养（指儿童生长

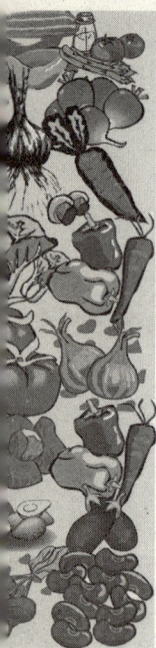

发育必需的营养素），可以促进孩子的身高增长。需要注意如下几方面。

（1）**供给充足的蛋白质**　因为蛋白质是儿童生长发育的最佳"建筑材料"，成人每天约需蛋白质80克，儿童需要相对更高些，不仅要保证蛋白质的数量，还要讲究蛋白质的质量。动物性食品如鱼、肉、蛋、奶类，所含人体必需的氨基酸比较齐全，营养价值高，应保证其供给和需要。植物性蛋白质如豆类、花生、蔬菜与动物性食物的搭配，可以进一步提高蛋白质的营养价值，取长补短，增强人体对维生素和矿物质的吸收。有报道，赖氨酸和核酸与身高有着密切关系，上述食物富含赖氨酸和核酸，宜经常给小儿食用。

（2）**供给丰富的钙质**　钙是构成骨骼的重要原料。学龄前儿童每天需钙600毫克，小学生需要800毫克，中学生需要1200毫克。如果食物中钙供给不足，婴幼儿就会发生软骨病，学龄儿童就会长不高。所以，饮食中要注意供给含钙丰富的食物，如奶类、豆类及其制品、芝麻酱、海带、虾皮、瓜子仁及绿叶蔬菜等。给幼儿和学龄儿童添加适量钙质和鱼肝油，对增长身高有一定好处。要提倡孩子多到户外活动晒太阳，因阳光中的紫外线，能使皮肤中的脱氢胆固醇转化成维生素D，

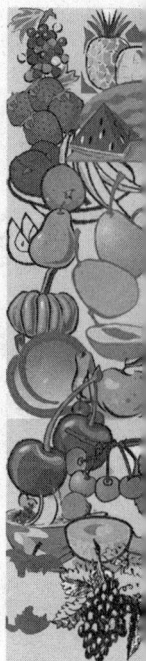

而有助于钙的吸收。

（3）**提倡少吃糖类** 糖吃多了容易影响孩子的食欲，使进食量减少，势必影响营养素的吸收。而且糖过多时，体内代谢中间产物丙酮酸和乳酸会增多，这就需要碱性的钙来中和，钙的消耗量势必增加，从而影响骨骼的生长。另外茭白、竹笋、青蒜、菠菜等含草酸多的食物，能与钙结合成不溶性的草酸钙，使食物中的钙不能被人体吸收利用，因此食用时应注意方法。

（4）**务必吃好早餐** 早餐要吃饱、吃好。孩子如果早餐不吃好，营养供给不足，大脑消耗能量不够，就要动用体内储备的蛋白质，这就好比"釜底抽薪"，时间一长就必然影响身体的生长发育。

总之，为了使孩子获得长身体的充足营养，一定要让孩子吃好、吃饱，并注意多样化的食谱，重视食物的色、香、味、型和营养搭配，采取多种食物混合，以达到食物的互补作用，使身体获得各种必需的营养素。要纠正孩子偏食、挑食等不良习惯。还要鼓励孩子多运动、积极参加体育锻炼，这也是促进孩子长高的重要因素。此外，要注意孩子的心理健康，因为心灵创伤、精神紧张、情绪压抑，都会引起内分泌失调，影响孩子生长发育和身高的增长。

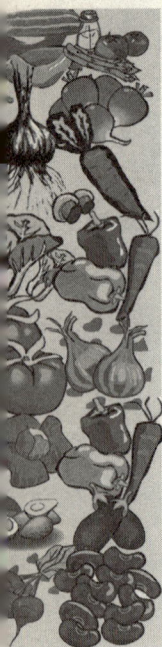

2. 平衡营养促进儿童增高

人体所必需的六大营养素均来自食物，而不同的食物所含的营养成分各不相同。为了能够适当地选择食物，并合理搭配，获得均衡的营养，营养学家根据我国情况，将各种食物归纳成五类，设计了一个平衡膳食的"金字塔"。塔共分五层，各层位置和面积不同，在一定程度上反映出各类食物在膳食中的地位和所占比重。具体内容是：

第一层 （底层）以谷类为主。包括米、面、杂粮。主要提供碳水化合物、蛋白质、膳食纤维及 B 族维生素。它们是膳食中能量的主要来源，多种谷类掺着吃，要比单吃一样好。每人每天要吃 350～500 克。

第二层 蔬菜和水果。主要提供膳食纤维、矿物质、维生素和胡萝卜素。蔬菜和水果各有特点，不能完全相互替代，不可只吃水果不吃蔬菜。一般来说红、绿、黄色较深的蔬菜和深黄色水果含营养素比较丰富，所以应多选用深色蔬菜和水果。每天应吃蔬菜 400～500 克，水果 100～200 克。

第三层 鱼、虾、肉、蛋（肉类包括畜肉、禽肉及内脏）类。主要提供优质蛋白质、脂肪、矿物质、维生素 A 和 B 族维生素。它们彼此间营

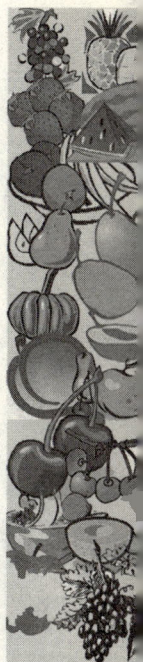

养素含量有所区别。每天应吃 150～200 克。

第四层　奶类和豆类食物。奶类主要包括鲜牛奶、奶类等，除含丰富的优质蛋白质和维生素外，含钙量较高，且利用率也高，是天然钙质的极好来源。豆类含丰富的优质蛋白质、不饱和脂肪酸、钙及维生素 B_1、B_2 等。每天应喝鲜奶 250～500 克，吃豆类及豆制品 50～100 克。

第五层（塔尖）　油脂类，包括植物油等。主要提供能量，还可提供维生素 E 和必需脂肪酸。每天的摄入量不应超过 25 克。

专家提示

食物"宝塔"中，每日所需的五类食物不能互相替代，要使身体健康，每一类食物都需要。在"宝塔"的同一层中，各种食物所含的营养成分大体相近，在膳食中应经常替换，以使膳食丰富多彩。而且吃的品种越多，摄入的营养就越全面。

3. 促进儿童增高食谱示例

均衡营养应该是家庭保健的一项重要内容。变换饭菜花样，刺激孩子的食欲，尤其是尽可能多地满足孩子对于维生素、微量元素，以及其他

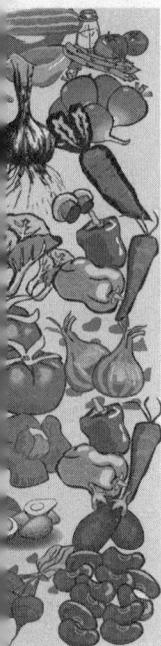

成长所需的基本要素的需求。现将能促增高的食谱举例于下，以供参考。

田螺肉韭菜

配料 田螺肉 150 克，韭菜 100 克，料酒、精盐、白糖、植物油各适量，葱丝少许。

制法 将田螺肉，去杂洗净；韭菜，择洗干净，切成段。锅中放油，烧至 6 成热，下葱丝煸香，放入田螺肉，焙炒至田螺肉熟并入味，放入韭菜段，继续煸炒至韭菜入味而不烂时，即可出锅装盘，食用。

功能 壮筋坚骨，补肾健脾。本膳用田螺肉，每 100 克，含蛋白质 10.7 克，脂肪 1.2 克，钙 1.357 毫克，磷 1.91 毫克，铁 19.8 毫克，还含有维生素 B_1、维生素 B_2、尼克酸等。韭菜，含有丰富的胡萝卜素、维生素 C。此是小儿补钙、防治骨病的理想菜肴，有促小儿增高之效。

牛奶虾泥

配料 大虾 150 克，鲜牛奶 100 克，鸡蛋清 1 个，料酒、精盐、味精、水淀粉、植物油各少许。

制法 将大虾去皮，抽去虾线，清洗干净，控去水分，剁成泥放入小碗内，加入蛋清、精盐、

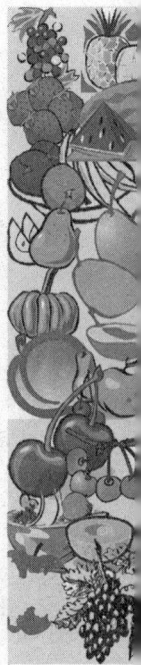

干淀粉混合均匀。鲜牛奶、水淀粉、精盐、味精，混合在一起，调成牛奶液，待用。炒锅上火，倒入适量的植物油，油烧至3成热，将调好的牛奶液倒入锅内，用手勺轻轻搅动，奶汁结成片状浮起时，把虾泥倒入锅内，用大火翻炒片刻，即可出锅，食用。

功能　益肾补髓，濡筋壮骨。本膳用牛奶，能补虚、健脑；大虾，含丰富的蛋白质、脂肪、碳水化合物、钙、磷、铁、碘、维生素A、维生素 B_1、维生素 B_2、维生素E等。牛奶与虾泥相配成菜，非常适合处于发育阶段的婴幼儿食用。

甜椒炒鳝丝

配料　鳝鱼丝150克，甜椒75克，料酒、精盐、味精、葱花、湿淀粉、花生油各适量。

制法　甜椒，洗净，去蒂、籽，切丝。炒锅加花生油，烧热，下鳝鱼丝煸炒，待水分干，烹入料酒，加精盐、葱花，继续煸炒至入味，再加入甜椒丝，煸炒透，加水、味精、白糖少许，沸3分钟，用湿淀粉勾芡，淋上香油，出锅佐餐食用。

功能　补肝益肾，壮骨利筋。本膳中鳝鱼，含较丰富的蛋白质、脂肪、钙、磷、铁、维生素

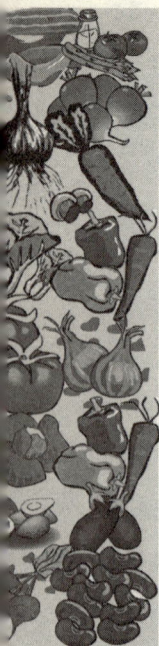

B_1、维生素 B_2 等，且脂肪中的脂肪酸多为不饱和脂肪酸。而鳝鱼配以含有丰富维生素 C 的甜椒，相互补助，功效增强。此菜有补虚、助力、利筋骨的作用。

土豆烧牛肉

配料 牛肉 250 克，土豆 400 克，酱油、精盐、味精、料酒、葱段、姜片、水淀粉、植物油各适量。

制法 将牛肉切成 2 厘米见方的块，用沸水烫过，再放入煮锅内，加适量清水、葱段、姜片、料酒，煮沸后改微火焖烂，捞出。土豆，洗净，去皮，切成滚刀块，用 7 成热的油，炸至呈淡黄色捞出。植物油放入锅内，热后烹入料酒、酱油、精盐、牛肉汤适量，沸后，投入土豆块及煮好的牛肉块，再沸时，转小火慢烧 15 分钟，改大火收汁，调入味精，用湿淀粉勾芡，淋入香油少许，即可出锅装盘，食用。

功能 健脾和中，益肾填髓。本膳用牛肉，含蛋白质、磷、锌较多，还含有钙、维生素 A、维生素 B_1、维生素 B_2 等，其中蛋白质、磷、钙等，是组成骨细胞的重要原料。土豆，也含有大量淀粉、维生素 C、磷、铁、钙等营养物质。

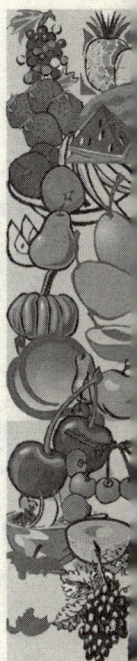

碧桃鸡丁

配料　鸡脯肉 200 克，核桃仁 75 克，青豆 30 克（青菜、黄瓜也可），葱小段、蒜片、蛋清、水淀粉、精盐、味精、料酒各适量。

制法　将鸡脯肉切成 1.5 厘米见方的丁，用精盐、料酒、蛋清捏匀（上浆）；清汤、精盐、味精、水淀粉调制成汁。锅置火上，放入植物油，烧至 5 成热时，将鸡丁入油中划熟，捞出，控净油；核桃仁，用温水泡，剥去外皮。炒锅加油少许，下葱段、蒜片爆香，烹入料酒，加入鸡丁、青豆、核桃仁煸炒，倒入调好的汁，迅速颠翻均匀，出锅装盘，即可食用。

功能　补肾养肝，滋筋壮骨。本膳所用核桃仁，是健骨补肾佳品；鸡肉，有补五脏、益气力、壮阳道、添精髓的作用。核桃仁与鸡肉组成菜肴，能滋养肝肾，助长发育，益智健脑，适宜于幼儿常食。

儿童肥胖的饮食调理

小儿时期需要摄入较多营养成分，但吃得太多或营养过剩，又会出现小儿肥胖——"小胖

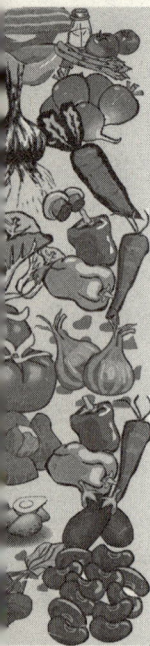

墩"。这时的关键是要合理安排饮食，既要保障日常所需能量的供给，又要改善其肥胖之躯，采用适当的"节食"措施。

1. 儿童减肥的饮食原则

以节食的方法来减肥，关键是要用"头脑"来"吃东西"。就是不减少饮食的量，而是改换进食的方式，不要等到肚子太饿再去吃东西，也不能吃得太快，不喜欢的食物不勉强吃，因为太饥进食或快速进食，都可能造成热量消耗不良，吃下的食物容易转变成脂肪。每天要固定时间用餐，以使胃肠蠕动形成规律，对热量能够有序地消耗，养成新陈代谢的规律性。

大部分肥胖者的饮食，都是自动而不自觉的，缺乏思考，也不是真正的欣赏"美食"。实际上，反而经常错过从吃时所得到的乐趣，不自觉地从食物中超量摄取营养，而转成脂肪积淀体内。试问，当您大口嚼一大袋薯片时，你清楚自己吃了多少吗？是否品尝了每一口的滋味呢？摄入了多少热量？

2. 合理摄入营养素

节食固然可以限制吸收热量，但同时也会制约吸收必需的营养素。

因此，食物要经过谨慎的选择，不能忘记权

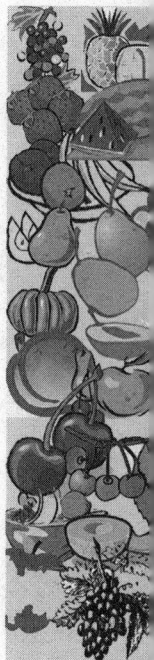

衡它们的营养价值，应注意"动态平衡"。美国加州大学营养学教授乔治曾指出：节食的人一定不可忽略肉类、乳类及乳制品、蔬菜水果、谷类4种主要的食物。这些食物在维持营养均衡中是不可或缺的，但摄取的方法是可变的，采用如下措施，就能取得节食减肥的效果。

（1）**调控维生素 B_6 的摄入量**　因为这种维生素，可以促进蛋白质的吸收及新陈代谢，帮助身体消耗脂肪，并促进红血球细胞的形成。$11\sim50$ 岁的女性，每天需要维生素 B_6 2毫克。一杯100％的纯麦片粥或玉米片粥，便含有2毫克维生素 B_6。食源则有：梨、鱼、香蕉、全麦制品、肝脏、芽菜、家禽肉、猪肉、坚果、马铃薯。

（2）**注意钙质的摄入量**　钙可以促进骨骼、牙齿的发育，调节心脏跳动的速率，并有增强神经、肌肉的作用。钙是十分重要的矿物元素，错过了小儿时期对钙的吸收，人体钙的摄入会减少。如果钙不足，骨峰就低，骨密度也低，骨骼便会疏松。青少年时期每天需要摄取钙800毫克，相当于3杯牛奶的含钙量。每天可饮用脱脂或全脂牛奶1～2杯，并通过吃其他食物或吃钙片加以补充。钙的主要食源：乳类及乳类制品、沙丁鱼、带骨头的蛙鱼等。

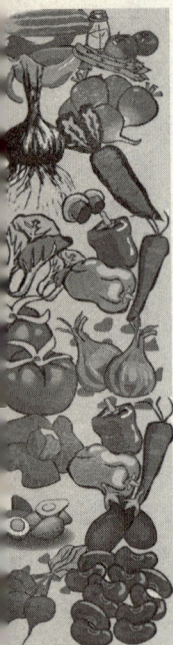

（3）**适当的铁摄入**　铁，是制造红血球细胞以及构成氧气输送系统的必备要素。而青少年每天需要摄入的铁元素是18毫克（100克猪肝含铁9毫克）。为增加体内的铁，宜食用动物性蛋白质及蔬菜、水果。每餐不要忘记食用富含维生素C的食物（一杯橘汁或半只柚子皆可）。烹煮食物时最好用铁锅，因为酸性食物能吸收铁锅的铁质。主要食源：猪肝、红色肉、干果、全麦。节食法：如果你不吃猪肝类，可以多吃瘦肉，以吸收铁质（100克瘦肉含225卡的热量）。如果你一向在吃早点时喜欢加糖，不妨改用小麦胚芽或杏仁粉，早餐的粥也可用全麦制品，例如麦片粥、胚芽米粥等。

　　（4）**足够量的锌摄入**　锌对发育及抵抗病邪的侵袭有很大的作用。青少年一天所需要的锌是5毫克（100克煮熟的牛肉可以供应6毫克的锌）。主要食源：牡蛎、海产品、肝类、蛋类。

　　（5）**多喝水**　水是供给我们活力的营养物。它可以调节体温，将废物排出体外。水可以使胃部饱足，又不含热量，所以是节食者不可忘记的。蔬菜、水果中的水，其分子张力最宜于人体利用。

　　3. 有助于儿童减肥的食品

　　黄瓜：因黄瓜中含有丙醇二酸，有助于抑制

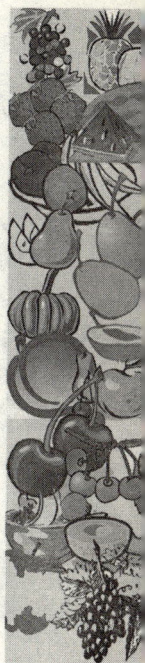

各种食物中的碳水化合物在体内转化为脂肪，肥胖者适当多吃些黄瓜，能果腹并可降脂，减肥的效果甚好。

白萝卜：本品含有能帮助消化的酶和能增进食欲的芥子油等物质吃后能促进脂肪类物质，更好地进行新陈代谢，从而可以避免脂肪在皮下堆积。

韭菜：又名"壮阳草"，韭菜所含的纤维素甚多，这种纤维素在进入人体后，可促进肠胃蠕动，有较好的通便作用，可促进排除肠道中过多的养分。

冬瓜：本品含的热量要比其他蔬菜少，又有助于促进人体的新陈代谢，具有较强的减肥作用。

辣椒：除含有营养物质外，还含有辣椒素。能促进脂质代谢，抑制脂肪在体内蓄积，适当吃些可助减肥。

绿豆芽：它含水分较多，被身体吸收后产生热量较少，更不容易形成脂肪堆积皮下。

大豆及豆制品：大豆和豆制品含有丰富的不饱和脂肪酸，能分解体内的胆固醇，促进脂质代谢，使皮下脂肪不易堆积。特别是醋豆，它是减肥的好食品。日本营养专家研究证实，醋豆里的皂素，能排除黏附在人体血管上的一种脂肪，并能减少血液中的胆固醇含量，有助于减肥。

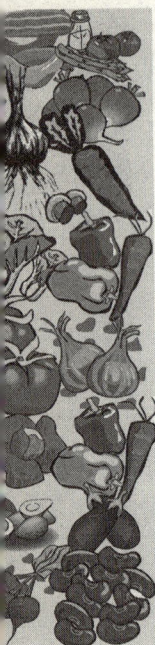

醋豆的制法是：将黄豆洗净，沥干水，炒 25 分钟左右（注意别炒焦），待冷却后装瓶，倒入食醋浸泡，加盖封好，一周后即可食用。每天早餐吃 10～20 粒，坚持一段时间后，即有减肥效果。

菱角：它是我国著名的特产之一。距今已有三千多年的栽培历史。菱角有青色、红色和紫色，皮脆肉嫩，是一种佳果，亦可作为粮食之用。一般都以煮食，或晒干后剁成细粒，熬粥亦可。菱角含有丰富的淀粉、蛋白质、葡萄糖、脂肪及维生素 B_2、维生素 B_1、维生素 C、胡萝卜素及钙、磷等。

苹果：它是健康减肥的好帮手，要想减轻体重的话，绝食是过于激烈的方法，可高明地利用苹果。尽可能连皮食用，一天 2～3 个，因为苹果皮含有丰富的食物纤维。另外注意不能以果汁饮用代替，而要整个连皮食用，这样可以得到饱胀感，才适合减肥需求。

4. 儿童减肥食谱示例

饮食需要加工后才能充分发挥其功能，故减肥的调养也要有适当的膳食调剂才行，举例于下供参考。

菱角焖鸡

配料　菱角 250 克，净鸡肉 500 克，精盐、料

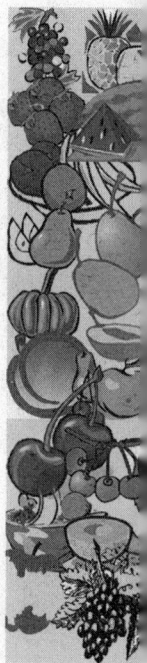

酒、酱油各少许。

制法 将菱角去壳，大者切成两半；鸡肉洗净，斩成小块，放沸水锅中焯一下取出，洗净。锅置火上，放入油烧热，下鸡块煸炒，加入料酒、酱油、精盐及适量清水烧沸，然后改用小火焖至5成熟时，再加入菱角，焖至熟烂即成。

功能 健脾和中，降脂化湿。本膳用菱角，含淀粉、磷、钙等，有化湿健中之用；鸡肉，蛋白质较丰富，能温中益气。

素炒大白菜

配料 大白菜 250 克，胡萝卜丝 10 克，植物油、精盐、味精、姜丝各适量。

制法 将大白菜洗净，切成5厘米方块，待油锅烧热后，放入姜丝略煸炒，随即把大白菜倒入，旺火炒至半熟，放入胡萝卜丝、盐，再略炒一会儿至熟，加少许味精调和，即可装盘上桌。

功能 清热利膈，减肥化浊。本膳用大白菜，含食物纤维及大量水分，能促进胃肠蠕动；胡萝卜，含胡萝卜素、维生素C、维生素A等，能下气和中，合而可利膈降浊。

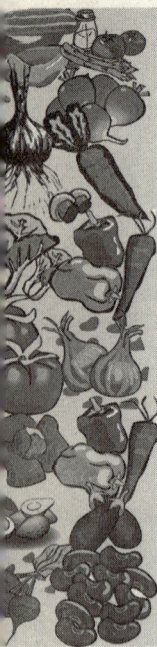

干贝烧冬瓜

配料　冬瓜 500 克，水发干贝 50 克，葱段、姜片、精盐、味精、料酒各适量。

制法　冬瓜去皮，洗净，切长条，用沸水汆后捞出，沥干。锅内放油烧至 6 成热时，下葱段、姜片炝锅，拣出，放入干贝煸炒，放汤烧沸，改用小火烧 5 分钟，放入冬瓜块烧熟，改旺火，放精盐、味精、料酒调味，用湿淀粉勾芡，翻炒均匀，出锅装盘。

功能　利湿清热，生津降脂。本膳用冬瓜，有丰富的维生素 C、维生素 B_1 及多种微量元素，能和五脏、涤肠胃、利尿消肿；干贝，含多种微量元素、蛋白质。故本膳能利湿降脂。

冻豆腐炖排骨

配料　冻豆腐 250 克，猪排骨 200 克，西红柿 100 克，油、料酒、盐、味精、葱花、姜丝适量。

制法　将冻豆腐化好，洗净，压去水分，切成 3 厘米长、2.5 厘米宽、2.5 厘米厚的块；排骨洗净，剁成 3 厘米长的块，投入开水锅中焯去血沫，控去水分；西红柿去蒂，洗净，切成块。锅置火上，放入花生油，烧至 7 成热，投入葱花、

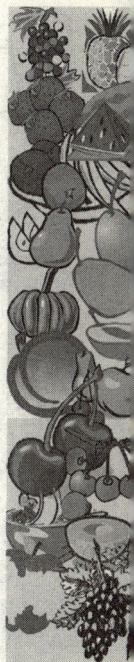

姜丝，爆出香味，放入猪排骨块，煸炒片刻，加入料酒、鲜汤，烧开后撇去浮沫，盖上锅盖，改用小火炖约 1 小时，待排骨接近酥烂时，放入盐、冻豆腐块，继续炖 10 分钟，再放入西红柿块和味精，沸 2 分钟，出锅，即成，可用以佐餐。

功能　益气和中，健身减肥。本膳用猪排骨，含蛋白质、钙、磷及少量脂肪，能壮筋骨、益肾填髓；冻豆腐，含蛋白质、氨基酸；番茄，含维生素 C、维生素 A、番茄素等，能生津消食，有降脂减肥的作用。

荷叶粥

配料　鲜荷叶 1 张（或干荷叶），粳米 50 克，白糖适量。

制法　粳米，淘洗干净；荷叶，洗净。锅置火上，放入水适量，放入粳米煮粥，煮时将荷叶盖于粥上，煮熟即成。也可另将荷叶洗净切碎，先煎取汁，另用一锅煮粥，将汁调入粥内。食用时，可加白糖于粥内，随时可食用。

功能　清香爽口，利湿减肥。本膳用荷叶，有分清别浊、解暑清热之功，近来被作为降脂减肥的主要药物；粳米，含碳水化合物、维生素 B_1、维生素 B_2 等，有和胃安神之功。

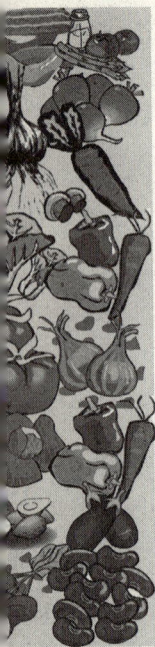

二、婴儿的科学喂养（婴儿篇）

　　婴儿，是指1周岁以内的孩子。在婴儿阶段孩子的生长发育特别迅速，体重可以从平均3千克增至9千克，身高也可以从50厘米增至75厘米，这样的生长速度即使在青春期也无法与之相比。所以"婴儿期"补足营养显得格外重要。如果婴儿长期营养供应不足，不但生长发育会受到阻碍或停止，影响当时的健康，还会因此而失去发育最佳时期，对今后的健康成长带来终生的遗憾。

婴儿营养素的需要

　　为了能够满足婴儿期营养，特别需要注意及时添加适当辅食，才能保证生长发育的营养需求，那么婴儿的成长究竟有哪些营养需求。

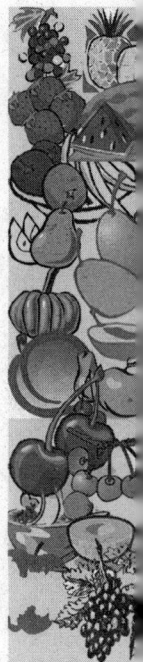

热量需要特别多

婴儿的基础代谢约是成人的 2 倍，而且年龄越小，基础代谢越旺盛。其基础代谢的热量消耗，约占总需热量的 50%～60%。按每日每千克体重计，婴儿期约为 55 卡，到 7 岁时则为 44 卡。此外，婴儿的新陈代谢也远比成人旺盛，包括消化系统对食物的消化，血液循环系统对养料的运输，各脏腑组织对养料的吸收及废物的排泄，呼吸系统对氧气的吸入和二氧化碳的排泄等，都远比成人紧张而繁忙。

小儿基础代谢和新陈代谢的旺盛，完全是因为迅速生长发育的需要，如果饮食中所供热量不够需要量时，小儿的生长发育就会停顿或延缓。总热量较长时间供给不足，会造成小儿的发育和营养不良，但也不能太多，如果供应过多时又可能会发生"肥胖"。

蛋白质应求优质

蛋白质是人生命中最重要的基础物质之一。它是构成人体一切细胞和组织的重要成分，在所

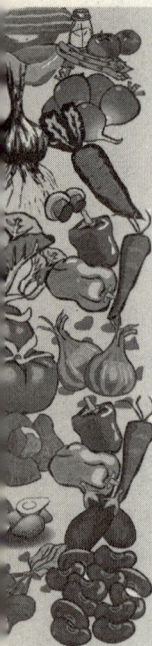

有生命现象中起着决定性的作用。人体中的肌肉、血液、细胞膜、肌腱、骨骼、头发和牙齿等，没有一样不是由蛋白质参加而组成的。在小儿机体迅速生长、发育的整个新陈代谢过程中，时刻需要足量蛋白质，一方面用来构成和增长新的组织；另一方面用于修复细胞、补充缺失。

一般人奶喂养的婴儿，每千克体重每日需要蛋白质2～2.5克，人工喂养者约需3.5～4克（幼儿及学龄前儿童需2.5～3克），当蛋白质摄取不足时，小儿会出现生长发育迟缓，体重减轻，肌肉松弛，免疫力下降等。还会发生贫血、水肿，甚至影响智力发育。但供给量过多，则会导致大便秘结，食欲不振。

小儿在正常发育时期，需要多种人体"必需氨基酸"，如亮氨酸、色氨酸、苏氨酸、赖氨酸、脯氨酸、胱氨酸、丝氨酸、明氨酸等。氨基酸是一种两性化合物，由其不同的连接而构成很多种蛋白质，对婴幼儿的生长发育而言，实际上蛋白质的摄食，就在于满足氨基酸的需要，所以要强调优质蛋白。

碳水化合物是热能的食源

碳水化合物为小儿生长发育的能源物质，是

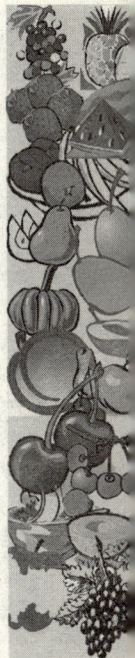

膳食中热能的一种主要食源，其实它属于"糖类"。如果供给不足，容易导致儿童血糖偏低，并可以引起蛋白质缺乏，原因在于体内热量不足时，必然要由蛋白质来补偿供给。1岁以内的婴儿，每千克体重约需碳水化合物 12 克，2 岁以上需要供给 10%，幼儿饮食的食谱较广，所以碳水化合物的供热量约占总热量的 50%。

脂肪供给要防氧化

脂肪为儿童机体的"能源宝库"，它在婴、幼儿体重中约占 12%。周岁以内婴儿，每日每千克体重所需脂肪为 4 克左右。由脂肪供给的热能占膳食总热量的 35%～40%。但要注意饮食所提供的脂肪，务必要新鲜，以防止脂肪的氧化，因为氧化的脂肪不单味道苦涩，更主要的是脂肪酸失去了其营养价值。

摄取维生素要全面合理

维生素是人体重要的生命元素，供给不足可以影响小儿正常的生长发育和抗病能力。维生素品种很多，对于婴儿来说，维生素 A、维生素 B、

67

维生素C和维生素D尤其重要。

维生素 A 主要功能为促进生长发育，维护上皮组织，间接增强小儿的抵抗力，并有利于维护和增进视力；而维生素 D 的功能是调节体内钙、磷代谢，促进钙的吸收和利用，预防小儿佝偻病的发生。婴儿每日需维生素 D 约 400 国际单位。

维生素 B_1 与碳水化合物的代谢关系密切，缺乏维生素 B_1 会造成小儿食欲减退，生长迟缓。周岁以内小儿每日约需 5～10 毫克。维生素 B_2 为体内辅酶的重要成分，有促进小儿生长发育的功能。维生素 B_6 亦与生长发育有关，小儿每日需要 1～2 毫克。维生素 B_{12} 是核酸代谢所必需的酶，与多种细胞尤其是红细胞的关系密切，婴幼儿每日需要量约 0.5～1 微克。

维生素 C 为维持微血管组织正常而不可缺少的物质，对牙齿、骨骼、肌肉的正常功能及抗病能力有重要意义。婴幼儿每日约需 30～50 毫克。

总之，婴儿对维生素缺乏是非常敏感的，在摄取维生素时要全面、合理。

矿物元素品种多

矿物元素也称无机盐，是构成机体组织的

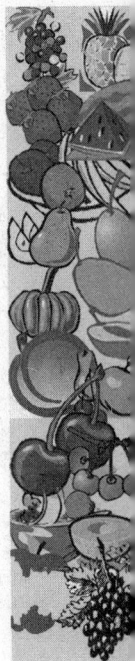

重要物质，如钙是构成骨骼和牙齿的主要成分，与血液凝固、神经传导、肌肉伸缩及心律均有关系。婴、幼儿每日约需钙600毫克。又如铁对小儿营养极为重要，它是血红蛋白和肌红蛋白的重要成分，婴、幼儿生长发育快，每日需铁10～20毫克。还有锌，它是人体大多数代谢途径中酶的组成成分，其缺乏时全身各系统会受到不良影响。婴幼儿每日需锌量为5～10毫克。再如碘，它是人体甲状腺素的基本成分，而甲状腺素对婴幼儿的生长发育、新陈代谢及精神状态有重要的生物作用，幼儿甲状腺素分泌不足，会表现为皮肤厚而干燥，头发粗而稀少，身材矮而肥胖。婴幼儿每日需35～70微克。其他如硼、钾、氯、硫、铜、铝、锰亦为婴幼儿代谢所必需的矿物元素。

另外，足够的钙、磷，能促进骨骼、牙齿的生长和坚硬，婴儿体内的钙约占体重的0.8%，至成年为1.5%。婴儿每日约需钙600毫克、磷400毫克。钙和磷摄入的比例以1.5∶1较为相宜。这关系到他们的利用程度。母乳的这个比例较为适当，故母乳喂养的婴儿患营养不良与佝偻病者明显地少于人工喂养者。钙与磷过高或过低，都会影响其吸收利用。婴儿缺乏钙、磷，可患佝偻病

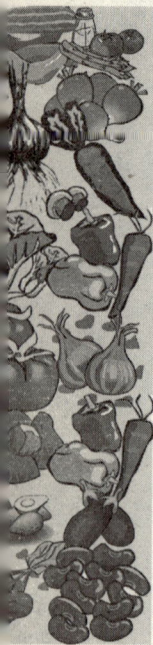

及牙齿发育不良、心律不齐和手足抽搐、血凝不止常、易于流血不止等症。婴儿6个月后添加辅助食物时应多选用大豆制品、牛乳粉、蛋类、虾皮、绿叶蔬菜等。用这些原料制成的食物如牛奶大米糊、牛奶五米粥、鸡蛋面条、豆豉牛肉末、豆腐糕、鸡蛋羹、苋菜汁等，均是良好的钙、磷食源。

水占身体的大半

水，为体液的主要组成部分，新生儿体液总量平均为体重的78%。并且其代谢极其旺盛，主要是维持生长发育的"正平衡"，具体功能为调节体温，润滑组织，输送营养物质到全身，促进新陈代谢的化学反应并协助吸收、运转和排泄等。正常小儿每日每千克体重约需水120～150毫克。

婴儿如何添加辅食

不论婴儿是母乳喂养、混合喂养还是人工喂养，按婴儿的体质及发育状况，及时、适当地添

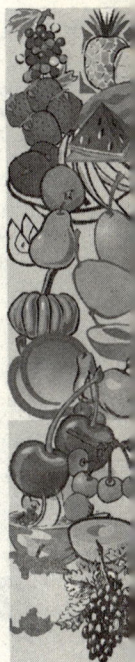

加辅食，对婴儿的成长、发育，都是十分必要的。然而添加辅食的选材、调煮和用法，内容非常丰富，如何掌握合理、适当的方法并让婴儿喜欢，学问很深，以下就有关内容作简单介绍，提供参考。

添加辅食的重要性

乳类，是婴儿期生长发育的主要营养食源。或因母乳不足需添加代乳用品，但它们也并不能供给所有的营养需要，许多营养物质还需要用其他食品来供给。所以为了更好地促进婴儿生长发育，需要添加辅助食品，简称"辅食"。婴儿的年龄愈小，生长发育愈快，所需营养的全面性也愈迫切，若有不足，即可造成严重影响。当婴儿长到 3 个月以后，胃肠道消化酶的分泌日趋完善，6 个月婴儿可能渐出新牙，胃容量也变大，这时在乳类之外，更需渐次加入半流汁及部分固体食物，无论从营养需要，还是对消化器官适应性锻炼上，都是非常必要的。5～6 个月的婴儿，即使乳类充足，不加辅食也会导致某些营养素缺乏，从而导致抵抗力低下。民间俗称的"奶痨"或"疳积"，往往就是缺乏辅食增加的营养素所造成。辅食还是

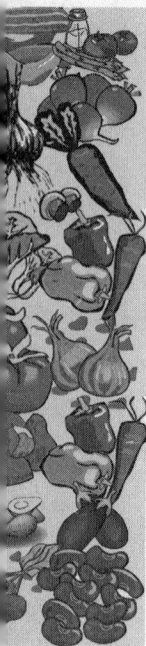

从乳食过渡到饭食的"桥梁"，这座"桥"如果搭得好，婴儿就能自然地断奶，顺利步入正规饮食，也为整个幼儿时期营养摄入奠定了良好的基础。

添加辅食的要求

婴儿适时添加辅食，可以补充营养素的缺乏，现就有关要求介绍于下。

（1）**辅食添加的原则**　婴儿胃肠功能不够完善，对新添食品适应力弱，容易发生消化吸收紊乱，故增加辅助食品必须遵照"循序渐进"的原则进行，切不可操之过急。

（2）**添加辅食的方法**　时间要适宜，食物要恰当。过早添加不适合婴儿消化的辅食，容易造成婴儿消化功能紊乱；错过时机，添加过晚，又会影响婴儿正常生长发育。辅食不是零食，而是主食的有机部分，应在喂奶前、后给予；增加从未吃过的新食物，必须先试一种，待习惯后再试另一种，此时已习惯的第一种可适当加量。但遇到婴儿患病时，可酌情暂停新添加的辅食。所添加的每种辅食，都应遵循由少到多的顺序，中途发生消化不良，应暂停使用，待查明原因后再作相应变化。食物应从稀到稠，从流汁到半流汁，

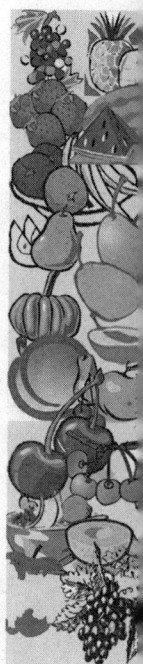

再到半固体，进而喂固体食物，如从米糊、薄粥到厚粥，最后到软饭。食物性质从细到粗，先喂菜汤、细菜泥，逐渐试喂粗菜泥、碎菜和煮烂的蔬菜。对某种新添加的食品，婴儿不愿吃，切勿强迫，而应采用使之顺利接受，不发生反感的巧妙方法，例如在饥渴前给予，就易为婴儿接受；在炎热夏季或室温较高的环境中，可给予果汁、冷饮等解暑类辅食。此外，还要考虑婴儿的食欲和消化能力，如一个仅仅两个半月的婴儿食欲很好，吃过母乳或牛乳后求食欲仍很强，对这样的婴儿就不必拘于年龄，而应果断添加适宜的食物；相反，如果喝牛奶还消化不良，那就晚一点给予添加辅食。

（3）**维生素 D 的补充**　无论母乳或牛乳，含维生素 D 均少，为满足婴儿需要，从出生后第 3 周起，母乳喂养和人工喂养婴儿，每日均可添加维生素 D 10 微克（420 国际单位）。以采用维生素 AD 或纯维生素 D 制剂（以滴剂）为宜。按配方中维生素 D 含量，每日可服 3～5 滴，不宜过量，避免维生素 D 中毒。如只有普通清鱼肝油，每日 1～2 次，每次 1～2 滴，1 个月到 3 个月婴儿，渐次增至 6 滴，以供给维生素 A 和维生素 D。夏季日照较多，也可以推迟至满月后开始添加。

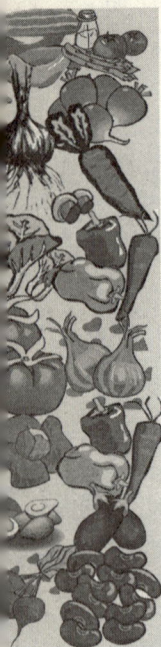

如何制作辅食

辅食的添加应根据婴儿的月龄，由少到多，由稀至稠，由淡至浓，逐渐增加。许多年轻的父母不知道如何添加，有的家长又嫌麻烦，于是大人吃什么，婴儿就吃什么，也有的不懂如何烹制辅食，对各种原料束手无策。其实，婴儿的辅食加工，并不强调煎、炒、爆、熬等复杂的烹饪方法，关键是烹煮过程中要保持必要的营养素，其次是要有利于婴儿消化、吸收，能适应婴儿不同发育阶段的消化能力。各种辅食的制作方法也不一样。

(1) **菜水和果汁**　出生15天后的婴儿，可以喂适量的菜水或果汁。制作时将新鲜蔬菜和水果放入锅内，加盖煮5分钟，冷却后将水滤出，即可饮用。

(2) **蛋黄泥的制作**　4个月的婴儿，可以开始添加蛋黄泥。开始每日喂1/4个煮熟的蛋黄，经压碎后加少许温水调匀，或分两次混合在牛奶、米汤中喂哺。5～6个月的婴儿，蛋黄可增加到1/2个和1个。6个月以后的婴儿，可逐渐喂食少许鸡蛋羹、鱼泥、肝泥、烂面条、软粥等。

（3）**鱼泥的制作**　将鱼蒸熟，去皮去骨，再将鱼肉搅烂即可。

（4）**肝泥的制作**　将生猪肝（或动物肝）用刀背横剖，刮取血浆样的东西即为肝泥，可加入粥内煮熟，则成为肝泥粥，加调味后，十分可口，婴儿也较爱喝。

（5）**烂面条的制作**　选用薄、细的面条，如龙须面、刀切面等，再将其切短，锅中加适量的水煮开，放入面条，煮沸后再加温水，将面条煮烂，然后加入少许菜泥和蛋黄、鱼松，还可略加少许熟色拉油调味。

（6）**粥的制作**　将米淘洗干净，先放入沸水中煮，再沸后用文火继续煮至米烂开花，收汤成米糊状，即可调味食用。

（7）**菜泥的制作**　将青菜或菠菜洗净，切碎，加少许盐，放在蒸锅中蒸熟，取出捣碎，去掉菜筋，用勺搅拌成泥，适当调味即可食用。胡萝卜泥制法与菜泥同。随着婴儿月龄的增大，牙齿也逐渐萌出，为了锻炼婴儿牙齿的咀嚼功能，促进胃肠消化与吸收，可改食烤面包、饼干、馒头片、碎菜等。

（8）**果泥的制备**　将苹果或香蕉洗净，苹果切成两半，香蕉剥去一边皮，用勺刮成泥，可以

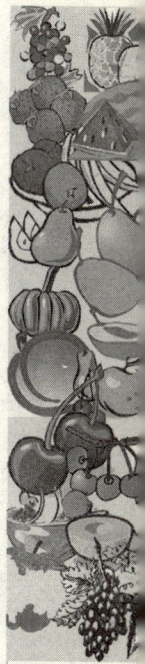

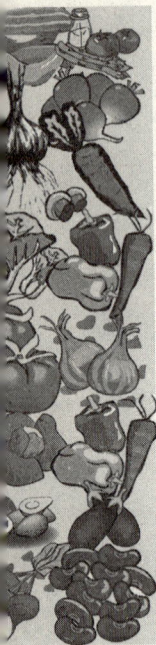

随刮随喂。

婴儿常见病的食疗防治

婴儿，由于消化功能尚未健全，体能又较弱，中医称谓"脏腑娇嫩"，其体质特点是"易虚、易实"，因此婴儿容易发生呕吐、便秘、呃逆、口疮等常见病。

婴儿呕吐

婴儿呕吐，是婴儿常见病（症）之一，而很多病变又都可出现呕吐症状。因为婴儿脾胃不足，脏腑薄弱，若外感六淫、内伤饮食、蛔虫侵扰，或者代谢紊乱、消化道畸形、中枢神经感染、脑损伤等，都可能引起脾胃功能失调而发生呕吐。

婴儿偶然呕吐，病情不重，而且病原明确（伤食引起）者，只要注意调整饮食就可缓解。而由其他因素或原因不明引起的呕吐，除及时诊治外，也应注意饮食调理，以保障婴儿发育的营养供给。中医认为婴儿呕吐常见原因有：食滞伤胃、脾胃虚寒、胃阴不足、外邪犯胃等。食滞伤胃者，

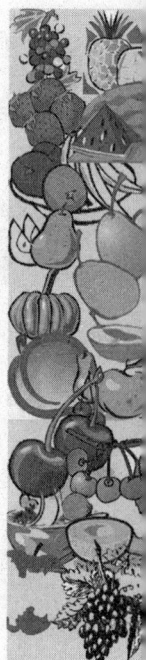

应忌冷食和不洁之物；脾胃虚寒者，应忌食寒凉及油腻之物，可适当饮服生姜红糖水；胃阴不足，反复发作呕吐、口燥咽干者，可用清淡、寒凉性食物，如鲜果汁、梨汁、麦冬茶、芦根茶等；外邪犯胃者，要给以清淡的流汁或半流汁，且宜少量多餐。

总之，婴儿呕吐，在饮食调理上要给以清淡、少油、少渣、稀软、易消化食物，如米汤、稀粥、蜂蜜萝卜汤或蒜泥、羊肉等，并注意少量多餐。呕吐的婴、幼儿应忌食辛辣、油腻、厚味。下列调养食谱，可供参考。

姜汁牛奶饮

配料 鲜牛奶 100 毫升，生姜汁 3～5 滴。

制法 将鲜牛奶煮沸，加入生姜汁 3～5 滴，烧开，稍凉后，可分数次服用。

功能 散寒降逆，和胃止呕。本膳用姜汁，有散寒解表、降逆止呕的作用；牛奶，是高蛋白、高钙食品，有补虚羸、益肺胃、生津液的作用。故有健脾胃，止呕逆之能。

芦根粟米粥

配料 芦根 60 克，粟米 50 克，生姜汁、蜂蜜

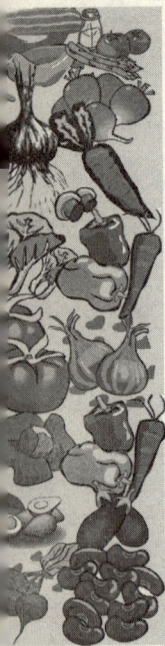

各适量。

制法 将鲜芦根洗净，切碎，煎30分钟，取汁；粟米淘洗干净。将锅置火上，放入芦根汁，下粟米，用文火煮，使成粥并加入适量的生姜汁和蜂蜜，调匀服食。

功能 清热生津，和胃降逆。本膳用芦根，有清热除烦、养胃生津的作用，常用于温热病初起，发热烦渴、胃热津伤的呕吐、呃逆；粟米（小米）可治脾胃虚热、反胃呕吐、消渴等。此粥有清热养阴、益胃止呕的功效。适用于胃经受热，呕吐严重，损及胃阴，时作干呕，口干的婴儿。

橘皮粥

配料 橘皮3～5克，粳米50克。

制法 把晒干的橘子皮，研成碎末；粳米，淘洗干净。锅置火上，加入适量清水，放入橘皮末、粳米，煮粥，用大火烧开后，改用文火煮粥，待橘皮烂、米熟后，即可食用。每日早、晚各饮1次。

功能 健脾和胃，顺气降逆。本膳用橘皮，有健脾理气的作用，与补脾胃的粳米煮成粥，适用于脾胃气滞引起的小儿伤食呕。

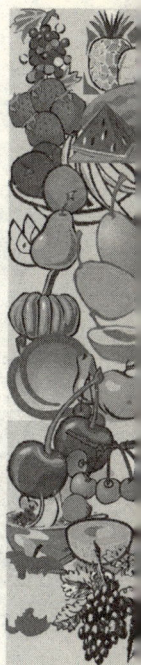

菠菜猪肝泥

配料　研碎的猪肝 1 小勺，土豆泥 1 小勺，菠菜末 1 小勺，胡萝卜末 1 小勺，猪肉汤、精盐各少许。

制法　先把猪肝，洗净，放入开水锅中焯一下，捞出再用清水冲洗干净，放入碗内，加适量水上火煮熟，控去水分，切成碎末，取 1 小勺肝末留用。再将菠菜，洗净，择去老叶和硬梗，放入开水中烫一下，捞出切成碎末。土豆，蒸熟，去皮，压成泥取 1 勺用。把菠菜末、土豆泥、猪肝泥、胡萝卜末，一并放在锅内，加入少许肉汤和盐，煮成黏稠状，即成。

功能　和胃养肝，生津养血。本膳用猪肝，含锌丰富，可补肝；菠菜，含铁丰富，能养血；土豆，和胃健脾；胡萝卜，含胡萝卜素、维生素 A、维生素 B 等。吃此菜可以补锌补铁，健脾胃，补肝血，对婴儿健康发育有益。

莲子糯米粥

配料　莲子 50 克，糯米 150 克。

制法　将莲子去皮，去心，入锅煮烂，捣成泥；糯米，去杂，淘洗干净。锅内加入适量清水，

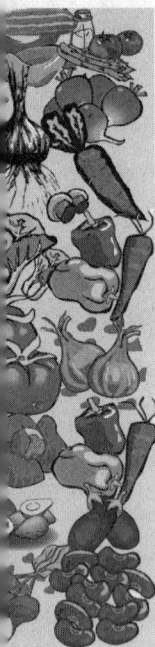

置旺火上煮沸，入糯米煮至将熟，加入莲子泥，再煮沸，用文火煮至米烂粥稠，即可，分次食用。

功能 健脾升清，滋阴和胃。本膳用糯米，和胃滋阴，每100克中含钒8.51微克；莲子，升清健脾，每100克含钒178.21微克。此粥有利湿升清、健全脾胃之功，还能给人体补钒。

婴儿便秘

婴儿便秘，是指肠中内容物运行迟缓，粪块坚硬，大便次数比平日减少，甚至48小时以上无粪便排出。婴儿平时习惯于2～3日排便1次，而并无便秘症状者，不能视为便秘；有的便次虽不减，但粪便干硬且不易排出时，也应视为便秘。

发生婴儿便秘，首先应培养其定时排便的习惯，同时积极进行饮食调理，如是哺乳期婴儿，可适当加用汤汁类食物，如白糖水、蜂蜜水、白菜汁、橘汁、枣汁等；断乳期的婴儿，在增加辅助食品时，除选择高营养食物外，还要适当增加蔬菜、水果、杂粮、粥类的摄食。小儿便秘也可吃些苹果、白薯、香蕉、空心菜、小米粥、玉米粥、麦片粥、藕粉糊、菠菜、芝麻、杏仁、蜂蜜、核桃仁、牛奶等食物，并可选取下列食疗用方。

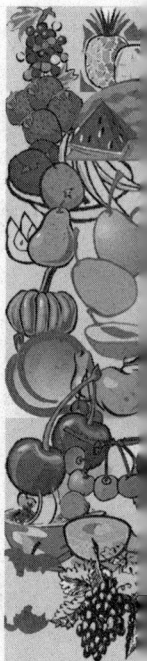

白薯汁

配料 白薯适量。

制法 将白薯洗干净，用粉碎机（或榨汁机）压榨汁出，每日早晨空腹及午餐前，服用半杯。

功能 和胃健脾，通腑润肠。本膳用白薯，又称甘薯，含有蛋白质、脂肪、碳水合物、钙、磷、铁及多种维生素等，是老少皆宜的健身长寿食品。甘薯中还含有大量的纤维素，能防治便秘。此汁适用于小儿长期便秘者。

炒蕹菜

配料 蕹菜 100 克，植物油、精盐各适量，味精少许。

制法 将蕹菜，择洗干净，切成小段或碎末。炒锅置火上，放入少许植物油，烧至 7 成热，入切好的蕹菜，煸炒至熟，加入少许精盐、味精，即可装盘，食用。

功能 滑窍利腑，清热通便。本膳用蕹菜，又名空心菜，含胰岛素成分、游离氨基酸及蛋白质、糖类、粗纤维、钙、铁、磷及多种维生素。尤其所含之膳食纤维，有利于通便。《饮食辨》说："空心菜（蕹菜），性滑利，能和中解热，大

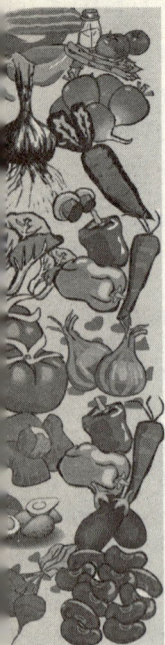

便不快及闭结者宜多食，叶妙于梗。"

冰糖炖香蕉

配料　香蕉1～2个，冰糖适量。

制法　将香蕉洗净去皮，加入适量冰糖放在碗内，隔水炖熟，即可食用。

功能　清热润肠，生津通便。本膳用香蕉，含淀粉、蛋白质、糖类、钙、磷、铁、维生素A、维生素B、维生素C、维生素E等，其性味甘、寒，有清热解毒、润肠通便、润肺止咳、益气生津的功效。冰糖，有滋补肺肾的作用。

蜜奶芝麻羹

配料　蜂蜜15～30克，牛奶100～200毫升，芝麻10～20克。

制法　将芝麻淘洗干净，晾干，炒热，研成细末。牛奶煮沸后，冲入蜂蜜，搅拌均匀，再将芝麻末放入，调匀即成。

功能　补中润肠，和胃生津。本膳用蜂蜜，味甘、性平，能补中润肺，润肠解毒。芝麻，味甘、性平，有补肝肾、益精血、润肠燥的作用。牛奶，益胃润燥、滋养补虚。此羹有和胃养血、润肠通便的功效。适用于婴儿久病体虚、肠燥便

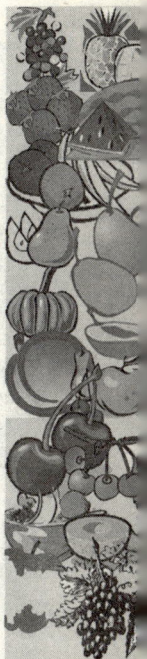

结等症。

菠菜鸭血汤

配料　菠菜 250 克，鸭血 200 克，精盐、味精各适量。

制法　将菠菜择洗干净，切成段，入开水中焯一下，捞出；鸭血，用开水煮一下，捞出，切成小片。锅置火上，放入适量清水，鸭血烧开，放入菠菜、精盐、味精，烧沸后，即可盛入汤盆，食用。

功能　养血滋阴，润肠通便。本膳用菠菜，含有维生素 C、碳水化合物、维生素 A、钙、锌、磷、叶绿素、胡萝卜素等，有滋阴止渴、养血止血、润肠通便的功效。鸭血，能补血。此汤具有通便、补血、养胃、健脾的作用。

婴儿呃逆

婴儿呃逆，俗称"打嗝"，是由于膈肌痉挛所致，如果在饭后或生气、哭闹时偶然打嗝，并不一定是疾病，可以是正常反应。但当婴儿出现反复、持久的打嗝，就要引起重视，有可能是某种疾病的表现。婴儿打嗝，一般是消化不良造成，

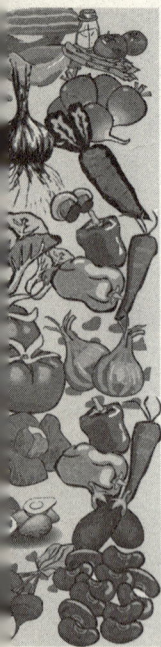

如果持续打嗝过久，还可能是胸、胃、食道或者肾脏有病，要去医院进一步诊治，同时须要合理饮食，辅助治疗。可以选用下列食疗方。

豆腐苦瓜汤

配料　豆腐2块，苦瓜50克，精盐、味精各适量。

制法　将豆腐切成小块；苦瓜，洗净，去籽、瓤，切成小薄片，用盐水腌一下，挤去盐水。炒锅中加清水适量，放入豆腐块、苦瓜片，用文火煲至瓜烂、豆腐熟，再加入精盐、味精调味，即成。

功能　降逆和中，清火止呃。本膳用豆腐，甘寒，能降逆；苦瓜，苦寒，能清火。两者组合，尤善清胃降火，故此汤用于胃火上攻，呃逆不止，伴有便结者甚佳。

刀豆汤

配料　刀豆（带壳）30克，红糖适量。

制法　将刀豆择洗干净，切成小段或碎末。锅置火上，放入清水500毫升，用文火煮至豆熟烂，加入红糖调味，即可。

功能　温中下气，益肾止呃。本膳用刀豆，

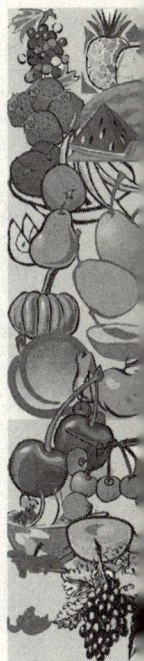

有温中下气、益肾补元的功效，主治虚寒呃逆、呕吐等；红糖，能温中补虚。此汤可用于虚寒性、顽固性的呃逆。

百合麦冬汤

配料　百合 30 克，麦冬 15 克，猪瘦肉 50 克，精盐适量。

制法　将百合、麦冬、猪瘦肉分别洗净，百合掰成瓣，猪瘦肉切小块。锅置火上，加水适量，放入百合、麦冬、猪肉丁，用文火炖至熟烂，放入精盐，即可，喝汤食肉。

功能　滋阴生津，润肺降气。本膳用百合、麦冬，滋养肺胃之阴，二物均可润燥敛火；猪瘦肉，养血厚胃。此汤可起到滋阴降火的作用，适用于胃阴不足、胃气上逆所致的呃逆。

生姜大枣粥

配料　生姜 4 克，粳米 50 克，大枣 3 枚。

制法　将生姜洗净，切成薄片或细粒；粳米，淘洗干净；大枣，去核，洗净。锅置火上，放入适量清水，入粳米，大火煮沸后，改用文火煮，粥将成入大枣、生姜，煮至粥稠，即可，分次饮用。

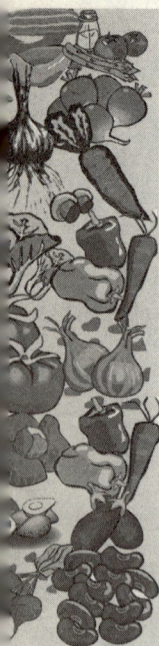

功能 祛风散寒，降逆止呃。本膳用粳米，养脾胃；大枣，补脾营、益气血；生姜，温中散寒。此粥有散风寒、暖脾胃的功效，适用于脾胃虚寒、反胃呃逆者。

生姜鲫鱼汤

配料 活鲫鱼1条，（重250克），生姜10克。

制法 将鲫鱼去鳞、去鳃、去内脏，洗净。炒锅置火上，放入适量清水，下鲫鱼、生姜、料酒、精盐，煮汤，用文火煮至汤成乳白色为止，喝汤，吃鱼肉。

功能 温胃下气，散寒止呃。本膳用鲫鱼，营养丰富，含蛋白质、脂肪、维生素，矿物质，其味甘，性平微温，有温胃进食、温中下气的功效；生姜，散寒解表、降逆止吐、健胃并能去腥。适用于胃寒所致的呃逆。

婴儿口疮

婴儿口疮，又称"鹅口疮"、"雪口疮"、"口角疮"等。是常见的婴、幼儿口腔炎症。会出现口唇起泡，口腔黏膜、舌及齿龈处有淡黄或灰白色、大小不等的凝乳块样物或溃疡，可以直接影

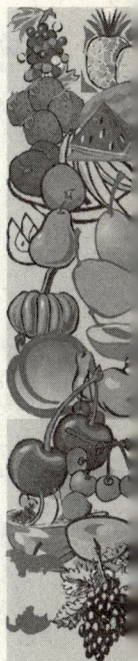

响吸乳和进食，因而发生小儿拒食、烦躁不安、啼哭不止、声音嘶哑、吞咽困难等症状；重者还可蔓延至鼻道、咽喉或气管，影响呼吸和进食。

口疮的发病原因，主要有心脾湿热上攻，或者先天遗毒，维生素 B_2 缺乏，体弱，乳食不节，营养不良，腹泻脱水等。患口疮病的婴儿，饮食应清淡易消化，乳品中少放糖类，食物宜新鲜，忌食油腻、煎炸和辛辣刺激食物；乳食不宜过热，膳食中要补充维生素 B_2、维生素 C 含量高的食品，增加蔬菜、水果的摄入量。特别要多吃一些有清热解毒、利尿降火作用的食物，可选择番茄、葫芦、冬瓜、银耳、西瓜、豆腐、瘦猪肉、苦瓜、芹菜、荠菜、莲子、刀豆等。食疗组膳示例以供参考。

番茄粥

配料　番茄 1 个，糯米 50 克，蜂蜜少许。

制法　将番茄洗干净，去皮取汁；糯米，淘洗干净。锅内放番茄汁，并入粳米，加水，用大火煮沸，小火熬粥，煮至粥成，再加入少许蜂蜜搅匀，即可食用。

功能　清热凉血，生津止渴。本膳用番茄，富含维生素，特别含有丰富的维生素 C（每 100 克

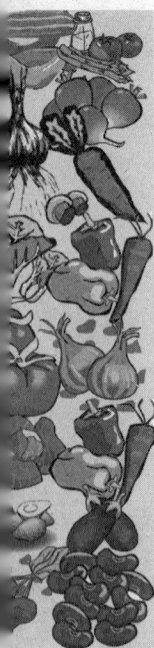

可食部分含有 8 毫克)。其味酸，性微寒，有清热解毒、凉血平肝、生津止渴的作用。此粥可治疗小儿口舌生疮、口腔溃疡等症。

豆腐石膏汤

配料 生石膏25克，豆腐100克，精盐少许。

制法 将生石膏放入锅中，加水适量，煎1小时，去渣留汁。将豆腐，切块放入锅中，再放入生石膏汁，上火煮沸，放入精盐，调味，即可食用。

功能 清胃降火，生津润肺。本膳用豆腐，有益气和中、生津润燥、清热解毒的作用；生石膏，能泻胃火。此汤能清肺热、降胃火，解毒、润燥，适用于口疮、咽喉炎等症。

西瓜皮饮

配料 西瓜皮100克，白糖少许。

制法 将西瓜皮，放入锅内，加水适量，用文火煎汁，酌加白糖调服。每日2～3次，连服4～5日。

功能 清暑解毒，止渴利湿。本膳用西瓜皮，有解暑清热、止渴利尿作用。此饮适宜于心脾积热所致的口疮患儿。

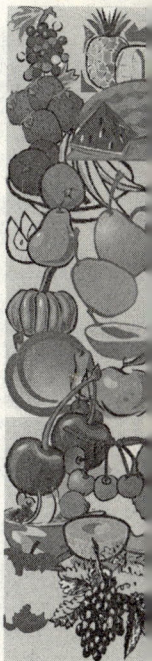

柿霜粥

配料　柿霜 10 克，粳米 50 克。

制法　将粳米淘洗干净；锅置火上，放入适量清水，入粳米，用旺火煮沸，后用文火煮粥，临熟时放入柿霜，搅拌均匀即可。

功能　清热降火，润肺除燥。本膳用柿霜，乃清上焦虚火药。此粥有清热、润肺、化痰的功效，可治小儿口舌生疮。

莲子心汤

配料　莲子心 6 克，甘草 3 克，生地 9 克。

制法　将莲子心、甘草、生地，同时放入锅内，加适量水，煎煮取汁，代茶饮服。

功能　清心降火，凉血清热。本膳用莲子心，味甘苦，性平，有清心养气之功；甘草，味甘，生用性微寒，炙用性微温，清火解毒；生地，有养阴生津、清热凉血的作用。此汤有清热解毒作用，可用以治疗婴儿口腔炎等症。

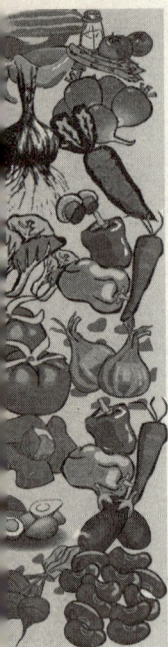

三、学龄前儿童要吃好（幼儿篇）

现在物质供应丰富、食品琳琅满目，年轻的父母想条件好了，应该让孩子吃贵的、吃好些，但就是没有考虑怎样让孩子吃得合理、吃得科学。其实，食物要符合孩子成长的营养需要，而价格的贵贱不能表示营养成分的适应程度。

幼儿期，是学龄前期，也是儿童生长发育的关键时期。如果幼儿时长期营养不良，可以给其一生带来难以挽回的损失。但是幼儿的消化系统发育还不够完善，所以对食物的选取及加工方法，都应有特殊的要求。这个时期要求供应的食物要有足够的营养素，而且又要比较容易消化和吸收。如果摄入的营养素不能满足生长、发育需要，就会导致营养不良，即使是轻度的营养不良，也足以影响正常的成长，所以一定要掌握科学的方法，让孩子吃好。

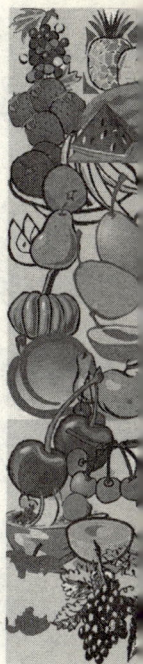

幼儿均衡营养须知

幼儿，生长发育迅速，代谢旺盛，所需的能量和各种营养成分都要比成人多。我国有两亿以上的幼儿，是应当受到特别关注的群体。据全国营养调查表明：1992 年以后，大部分儿童的营养状况有了明显的改善。同时发现家庭和人群的收入状况与他们的营养并不成正比，也就是说收入增多不一定营养状况好转，另外还发现在孩子身上花钱多了，却并不一定真正让孩子得到了合理的营养。所以给孩子真正"吃好"，促进他们成长，关键是父母要增加对饮食营养方面的认知。

注意选幼儿喜爱的食物

我们知道胎儿期，营养主要是通过胎盘源于母体。出生后 4～5 个月内，母乳喂养也可保证孩子的生长发育。然而断奶以后，各种营养成分的获取，就需要通过小儿的饮食，所以安排好幼儿的吃是重点。其实，正常健康的孩子，只要按份额吃进各种食物，如牛奶、瘦肉、鸡蛋、鱼、粮食、青菜、水果、豆制品等，即可得到充分的营

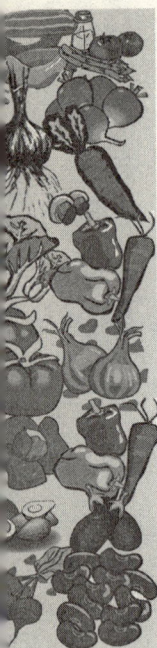

养，满足生长发育的需要，不必额外添加营养或保健品。但要注意食物的选取，在"平衡膳食"的原则下，尽可能挑选幼儿喜爱的，这样幼儿才会乐意接受（当然要避免偏食）。

1. 平衡膳食也是动态的

小儿需要丰富的营养，但并不是营养供给越多越好。任何营养素的摄取都要适量、适当和适时，比如说脂肪、蛋白质和高精能量食物，不可缺乏，但也不可太多，多了就容易出现"肥胖症"。所以对于小儿的饮食安排应该要合理，就是要"平衡膳食"。

所谓平衡膳食也是动态的，要根据儿童不同年龄的生理需要，对各类食物进行合理调配，做到各种营养供给尽可能满足机体的需要，并将其进行适当的比例调配，不致发生营养素的偏颇。我国营养学会制订了一个各年龄组需要热量供给的比例，计算了来自蛋白质、脂肪、碳水化合物三大营养素的重量比，这个比例应是 $1:1:4.5$，所产生的热量应分别占一日总热量的 $12\%\sim15\%$，$20\%\sim30\%$，$50\%\sim60\%$；其中来源于动物性食物及豆类的优质蛋白应占总蛋白质的 50% 以上；不饱和脂肪酸提供的热量应占脂肪总热量的 10%；还要有足够量的新鲜蔬菜和水果，以保证维生素、

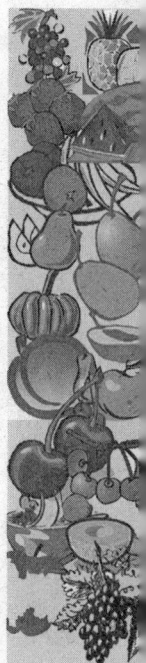

矿物质和纤维素的供给。幼儿期一日三餐和点心供给比例是：早餐占一日总热量的 20％，午餐35％，点心 15％，晚餐 30％。如果能达到上述要求，这种膳食就称为平衡膳食。在此原则指导下，选择食物要尽可能满足幼儿的喜好。

要做到平衡膳食，在调配食物时，可以通过荤素搭配，米面搭配，每日吃些豆制品等来达到。因为荤菜中含有较多蛋白质，其氨基酸种类和比例接近人体所需，容易被人体吸收利用；豆类所含蛋白质中赖氨酸含量较高，可以作为优质蛋白质的补充来源；我们的主食大米、小麦、玉米中缺乏赖氨酸，如果和豆类混在一起食用，就可补充赖氨酸的不足。这种简单、方便、经济的办法，值得推广。

2. 科学饮食七注意

要让孩子健康成长，科学地安排饮食相当关键，我们从实践出发强调"七注意"，供家长们参考。

（1）**注意主食和零食相兼** 幼儿往往在周岁左右断奶，开始逐步以各种成人食品来供给营养，这时期掌握主食固然重要，但适当地补充一点"零食"，也是调整口味的需要，当然也千万不可乱给。美国有一份调查资料显示，孩子从零食中

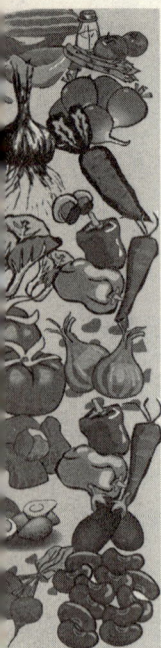

获得的热量，达到总热量的 20％，而矿物质与维生素也占 15％，可见零食也是孩子营养素补充的途径之一。但要注意零食品种的选择，以及量的掌握与安排。如在上午 9 点钟左右，给小块蛋糕或 2～3 块饼干，下午 3 点钟时，吃少量水果，晚餐后不给零食，在睡前喝一杯牛奶，这样的安排还是科学的。

（2）**注意食物不分贵贱**　不少父母习惯于用价格的高低来衡量食品的贵贱，认为食物的价格越贵，对宝宝越有益。其实价格普通的奶、蛋、肉、豆类、果、蔬及粮食，才是儿童生长发育所必需的。研究表明，奶、蛋所含蛋白质的氨基酸组成，与人类细胞组织的氨基酸很接近，消化吸收利用率也高。肉食含有丰富的铁、锌等微量元素，其营养价值远远超过价格昂贵的奶油蛋糕、巧克力之类。所以选择食物，主要应看是否属于幼儿成长所必需，是否能够被充分吸收利用，而与市场价格无直接联系。

（3）**注意水果与蔬菜结合**　由于水果口感好，所以孩子更乐于接受，而有些家长又轻蔬重果，想用水果代替蔬菜。其实，认为水果营养优于蔬菜是错误的，水果与蔬菜各有所长，营养相差甚大，甚至蔬菜比水果对宝宝发育更有利。如苹果

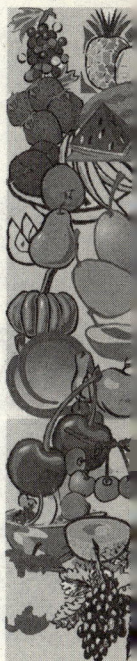

与青菜比较，前者含钙量只有后者的 1/8，铁的含量只有 1/10，胡萝卜素仅有 1/25，而这些营养成分都是孩子成长（包括智力发育）不可缺少的"黄金物质"。当然水果也有蔬菜没有的优势，故两者应结合，互相补充不可偏颇，更不能互相取代。

(4) **注意要软硬食物协调** 年轻父母常担心宝宝乳牙的承受能力，总是限制或避开硬食。其实，婴儿出生后颌骨与牙龈就已发育到一定程度，足以咀嚼半固体、甚至固体食物。当乳牙萌出后，更应吃些富含纤维素，有一定硬度的食物，如水果、饼干等，以增加宝宝的咀嚼频率。通过咀嚼牵动面肌及眼肌的运动，既可加速血液循环，促进牙弓、颌骨与面骨的发育，又能健脑、美容。

(5) **注意荤、素菜的搭配** 通常人们把动物性食物称为荤食，荤食虽然营养丰富，口感也好，但因脂肪、蛋白含量高，大都为酸性食物，故应予以限制，不能太多。尤其在给宝宝配餐时，务必做到肉菜各半，荤素相兼，如肉末菠菜、冬瓜肉丸等，才能体现平衡膳食。

(6) **注意进食时需要补水** 重视进食，忽视饮水，是不少家长存在的又一喂食误区。实际上水是构成人体组织细胞和体液的重要成分，一切

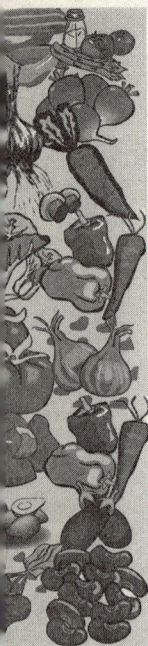

生理和代谢活动，包括食物的消化、养分的运送、吸收，到废物的排泄，都离不开水。而且年龄越小对水的需求越多，因此在每餐之间应给孩子补充定量的水。但注意补水不要给孩子喝茶水、咖啡、可乐等，而以白开水、矿泉水为宜。

（7）**注意饮食结构要能稳定情绪**　儿童心理学家研究证实，食物能影响儿童的精神发育，儿童不健康情绪、行为的产生，常受食物结构的影响，与不合理的饮食有密切关系。如吃甜食过多者，易动、爱哭、好发脾气；饮果汁过多者，易怒，甚至好打架；吃盐过多者，反应迟钝、贪睡；缺乏某种维生素者，易孤僻、抑郁、表情淡漠；缺钙者，手脚易抽动、夜间磨牙；缺锌者，易精神涣散、注意力不集中；缺铁者，记忆力差、思维迟钝等。家长要注意观察，及时根据孩子的情况，调整好饮食结构。

幼儿营养供给的要求

营养素的选择要按需求而定，会有一个补给的必需量。

1. 正常幼儿日需热量的补给

人体大部分热量是用于基础代谢（一般占总

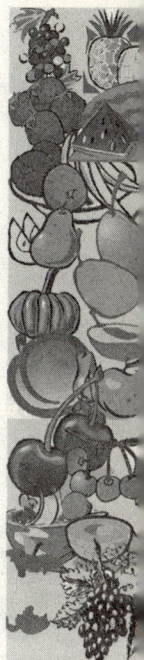

热量的 50％），借以维持生命的基本活动，包括维持体温、肌肉张力和各内脏的生理活动。其次，则用于生长发育，而且是与生长速度成正比（约占总热量需要的 1/3）。另外还用于运动（此种热量所需波动较大，幼儿多动、好哭者，比安静、少哭的，要高出 2～3 倍），食物在体内消化、吸收、利用时的损耗（食物特殊动力作用）及排泄（大小便、出汗）中丢失的热量。为了保证小儿的生长发育，充分的热量供给是至关重要的，但必须合理。

热量供给不足，各种营养素都无法发挥营养作用，小儿会出现消瘦、营养不良的状况；热量供给过量，则可引起肥胖，给成年后的高血压、高血脂、冠心病、糖尿病等埋下隐患。

2. 幼儿需要补充维生素

维生素是人体必需的营养素，对维持儿童的生长发育和生理功能，起着重要的作用。它可以促进体内各种酶的合成，或增强这些酶的活力。而大多数维生素是不能在人体内合成的，需要不断地从食物中摄取，维生素长期摄入不足，会引发各种疾病，但摄入过多时，又可引起中毒。

维生素包括维生素 A、维生素 B、维生素 C、

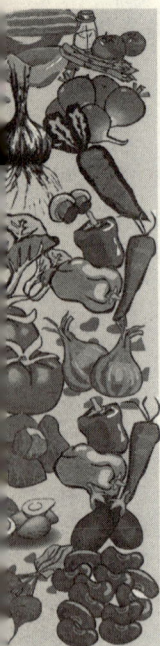

维生素 D、维生素 K、维生素 E 等。日常食品中分别含有各种不同的维生素，如肉、鱼、乳、蛋黄、动物肝脏等，含有丰富的维生素 A、维生素 B；粮食尤其是小米、大米中，含有维生素 B、维生素 K；蔬菜、水果中有丰富的维生素 C；植物油中含有维生素 E、维生素 D、维生素 K。除通过食物补充外，少数维生素，在一定条件下可在体内合成，如皮肤中的脱氢胆固醇，经过阳光紫外线的照射，可转变成维生素 D；肠道内的正常细菌，可合成维生素 K。

其实，小儿每天对各种维生素的需要量是有限的，如果孩子食欲正常，又不偏食，日常食物中的维生素就可以满足其须求，一般不必补充药物性维生素。因幼儿在冬季晒太阳较少，可适当补充些维生素 D。

3. 补碘并不是越多越好

有些人误以为服用碘越多，身体越健康，孩子就越聪明。其实这种想法是非常错误和危险的，碘过量对身体是非常有害的。碘过量后可抑制甲状腺素分泌，通过内分泌机制的调节作用，会引起高碘性碘甲状腺肿大，出现头痛、恶心、呕吐、口唇水肿及过敏等不良反应，所以补碘并不是越多越好。

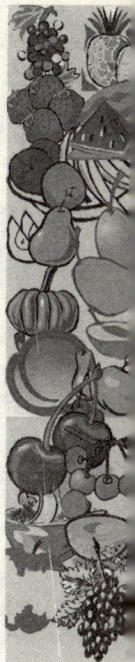

4. 要重视大脑发育期的营养

婴儿出生后的第 3 个月开始至 1 岁半,是大脑细胞增长的高峰期。一般足月出生的婴儿脑的重量是 350 克,到 1 岁末,脑的重量迅速增加到 1000 克,而成年人的脑重平均是 1300 克。由此可见,1~2 岁的儿童,脑组织的生长发育已基本完成。因此,在脑发育的高峰期,如果各种营养供应不足,将严重影响孩子的脑发育,儿童的智力在一定的程度上,也将受到难以弥补的损害。所以要特别重视这时期的营养供给。在饮食方面除供给足够的糖类、蛋白质、各类维生素及无机盐外,还应多摄取供大脑发育需要的健脑食品。

据医学专家长期研究发现,儿童多吃含卵磷脂及维生素 B 的食物,对脑组织的发育有巨大好处。因为,脑组织的化学组成特点,就是脂类含量比任何器官都丰富,其中包括卵磷脂、胆固醇、神经磷脂,尤其以卵磷脂含量最多。这些脂类促成了劳动的效率,使精力更加充沛。卵磷脂还可治疗神经衰弱,增加脑的活力。含卵磷脂多的食物有大豆和豆制品、牛奶、鸡蛋、牛肉、鱼、果仁等。另外,还应多吃些含有维生素 B 的食物,它能帮助大脑对糖类的利用,维持髓鞘的完整性。大脑消耗的葡萄糖很多,平时血液中大约 2/3 的

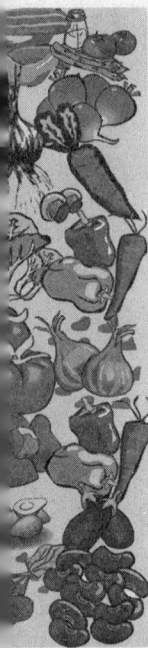

葡萄糖要被大脑消耗掉。尤其学龄儿童脑力劳动紧张，消耗葡萄糖更多，多吃含维生素B的食物，有助于增加对大脑营养的供给。

5. 吃哪些食物能得到维生素D

当维生素D缺乏时，会引起佝偻病，因此家长们要注意及时供给孩子们足量的维生素D。维生素D的来源有两个途径。天然的维生素D来自于动物和植物，如海鱼的肝脏含有较多的维生素D，把它提炼出来后，做成鱼肝油，可用来预防佝偻病。鱼子、蛋黄和奶类也含有少量的维生素D_3；植物（新鲜蔬菜）中的麦角固醇，经过紫外线照射后变成麦角骨化醇，即维生素D_2；另外酵母、干菜中也含有维生素D_2。以上这些总称为外源性的维生素D，由消化道吸收到体内。

维生素D的另一个来源，是由体内合成的，称为内源性维生素D，由人体皮肤皮下组织中的7-脱氢胆固醇，经过日光中紫外线的直接照射后，变为胆固化醇，即内源性维生素D_3，这其实是人体维生素D的主要来源。因此，小儿除了从食物中得到维生素D外，还应坚持户外活动，多接触阳光。不要久居室内，也不要隔玻璃晒太阳，因为玻璃可以把阳光中的紫外线挡住，起不到作用。同时还需用药物补充，例如鱼肝油、维生素D制剂等。

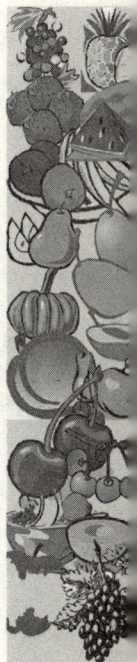

6. 如何减少烹调时损耗的营养素

食物在烹调时，需要进行清洗、加热，如果方法不当，就会使营养素丢失或被破坏，因此要注意烹调方法。蔬菜中富含维生素 C 及矿物质，储存时间过长，会失去其中的维生素，烹调时要先洗后切。菠菜、空心菜等含草酸，可先用开水烫后再切。做菜时要等油热或水开，再将菜放入；炒锅最好用铁锅，急火快炒，炒好后再放盐及其他调料；最好现吃现做。

煮、炖鱼、肉时，汤中含有一定量的营养物质，应吃肉兼喝汤。给孩子制作肉食时，比较习惯的是做肉丸子，即是将新鲜瘦肉剁碎，加入少许淀粉、调料和水，上锅蒸熟，这种做法可保证肉质鲜嫩，营养成分丢失较少，且易于消化吸收。

幼儿的膳食营养

幼儿期，生长发育也是非常旺盛的，而且这时正是增智健脑的关键时期，又是从断奶渐向普通饮食过渡的阶段，所以这时期内的膳食安排，对一生的健康和智力开发，具有非常重要的意义。

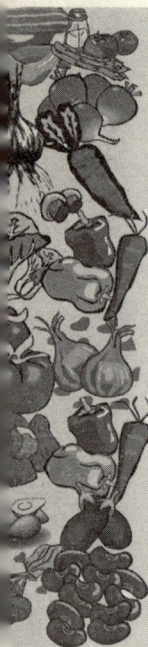

生长特点与营养需求

幼儿的生长发育速度虽不如婴儿，但仍相当迅速。实验证明：幼儿体格和智力生长发育的状况，与环境、食物、遗传等因素有密切关系，其中食物是物质基础，是直接影响的因素。在此时期内，幼儿的活动量逐渐增加，但消化吸收还不能完全适应成人的饮食，如果一旦饮食不当，很容易影响生长速度，发生营养紊乱，并可由此而影响智力发育。

1. 幼儿生长发育的特点

1岁婴儿，只有几颗乳牙，2岁半时乳牙才逐渐长齐，因此咀嚼能力相对稍差，消化、吸收能力也较差，但也能吃些细、软、烂的食物。幼儿的身高、体重、生长速度较婴儿期慢。譬如体重，第一年增重6公斤，第二年增重3公斤，第三年只增重2公斤。身高的增加也与体重相同，第一年平均长高25厘米，第二年平均长高10～12厘米，第三年平均只长高9厘米。

幼儿是智力发育的关键时期。新生儿脑重约为成人的1/3，2岁时已增重到成人的2/3。幼儿的脑增重，主要是脑细胞体积的增大和成熟。在此时期，幼儿的视、听、触、味、嗅等感觉器官及运动器官功能逐渐完善。脑的发育成熟离不开优良的食物，尤其要有优质蛋白质，如果蛋白质摄取不足、质不优，会阻碍幼儿脑的生长发育，从而影响记忆力和理解力。

2. 幼儿成长对营养素的需求

幼儿期是长身体、长智力的重要时期，需要充分的营养。

(1) 需要哪些营养素 蛋白质，是人体的最主要成分，幼儿必须从食物中获取蛋白质原料，满足生长需要。幼儿每天需要的蛋白质，按每公斤体重计算，比成人高得多，是成人的 3 倍。幼儿每人每日需要 40～50 克蛋白质，其中动物性蛋白需占 50%。含蛋白质的主要食品有畜肉、禽肉、蛋、水产、干豆类、硬果类，如花生、核桃等植物蛋白质含量也较高。除蛋白质之外，还需要足够的热能，幼儿每人每天需要 4.6～5.7 兆焦耳（1200～1300 千卡）热能。碳水化合物提供幼儿热能的需要，但摄取过量碳水化合物，体内利用不了，多余的热能就会形成脂肪积存在皮下，造成虚胖。反之，碳水化合物摄取过少，机体所需热能不够，就会将蛋白质转化为热能，这对机体来说是很不经济的。碳水化合物来源于米、面、薯

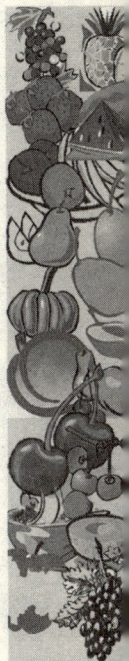

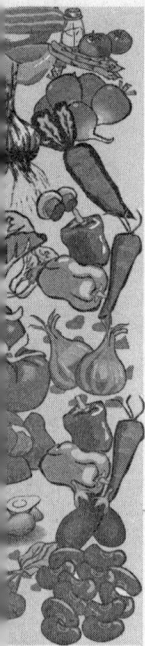

类食物。

钙，是骨骼、牙齿生长发育的关键物质。幼儿应摄入充足的钙，每人每天需要 700 毫克。牛乳，是最好的钙源，易吸收。绿叶蔬菜、豆类也含有丰富的钙。铁，是血红蛋白主要成分。饮食中缺少铁，小儿易患缺铁性贫血，会使幼儿的抵抗力降低，此病在幼儿期患病率最高。动物内脏、动物全血、肉、鱼等食物中有较丰富的铁，吸收、利用率也高。

维生素 A、维生素 D、维生素 B_1、维生素 B_2、维生素 C 等，都是人体生理功能所必需的物质，缺乏任何一种，都会影响幼儿生长、发育。

（2）**怎样才能合理摄取营养** 幼儿的饮食，始初是以乳类为主，后逐渐过渡到以米、麦等谷物和蔬菜、肉、蛋、水产等副食混合的"成人饮食"。幼儿的消化系统功能是逐渐完善的，因此这一过程应循序渐进，不能操之过急。

饮食的搭配 各种食物的营养素种类和含量都不相等，有的富含蛋白质，有的富含碳水化合物，有的又富含某些维生素，因此幼儿的食物要多种多样，不能偏食。根据计算，幼儿每天应该进食粮食 150 克、动物性食品 150 克、蔬菜 100 克、牛乳 1 瓶，还应适量吃些水果。

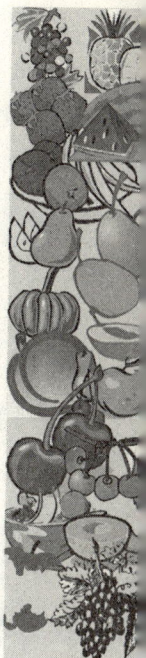

主食，当以粮、谷、薯类为主，谷物品种较多，有米、面粉、玉米、小米等。幼儿的主食除米饭外，还应搭配挂面、面包、馒头、包子、饺子、馄饨、麦片粥、小米、玉米粥等，最好能轮流交替，经常变换。

副食要重视荤素合理搭配。因为荤食中富有蛋白质，蔬菜中富含维生素、矿物质和纤维素。幼儿的副食应当有荤有素。荤食中的瘦肉、鱼、禽、蛋、动物血应交替选用。深色蔬菜和豆制品也应多选用，常吃些紫菜、虾皮、海带等富含铁、钙的海产品，以及富含维生素 A 的动物肝脏，此外，还可以多吃些蘑菇、香菇等菌藻类的食品。

食物的色、香、味以其外观美，能刺激消化液的分泌。幼儿的菜肴应注意颜色的搭配，做到色彩鲜艳。食物要切碎、烧烂，便于幼儿咀嚼吞咽。点心类应将糕点、饼干、面包、包子配以豆浆、牛乳、藕粉、红豆汤食用，做到干湿搭配，使幼儿乐于接受。

良好的习惯 幼儿时期是人一生中性格、习惯形成的重要阶段，在此期间培养幼儿的良好饮食习惯十分重要。因为饮食习惯的形成，常与合理摄取营养素有关，它们可以影响"生物钟"的节律，有些习惯还有利于防病。

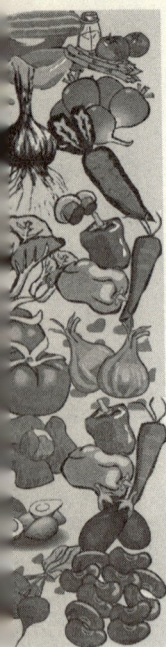

定时定量 食物进入口腔，从咀嚼到胃内消化排空，均有一定时间，胃排空一般是 4 个小时。养成定时定量的饮食习惯，会使胃按时排空，产生饥饿感觉，引起食欲，促使消化酶分泌，促进消化功能。而吃饭不定时、定量，有时吃得多，有时吃得少，或者乱吃零食，会使胃肠消化功能紊乱，影响正常的进食量，从而得不到足够的营养素。幼儿的胃容量本来就小，各种消化酶分泌也少，因此一次不能吃得太多，一般幼儿饮食安排是：每天吃 3 顿正餐，2 顿点心。

全面摄食 各种食物都有其特有的营养特点，但没有一种天然食物，含有能满足人体需要的所有各种营养素，因此幼儿只有全面摄食各种食物，才能获得他们生长发育所需要的营养素。此外，有的食物除了营养素外，还含有特殊的成分，如香菇含有一种多糖物质，这种物质可以提高机体的免疫功能，所以不能挑食、偏食。目前有不少孩子，有些不良的饮食习惯，有的不爱吃蔬菜，有的不喜欢吃豆制品，有的不爱吃鱼，这些都不利于他们的生长发育。

细嚼慢咽 食物在口腔中细细咀嚼之后，可充分与唾液混合，有助于消化。同时在细嚼之后，食物的色、味反射，使消化液分泌增多，能促使

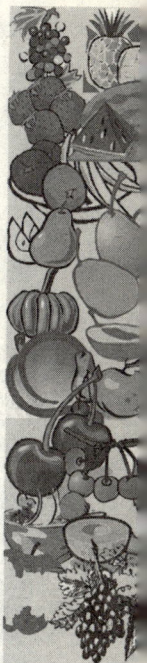

食物更好地消化、吸收。因此要教育幼儿进食时不可"狼吞虎咽"，要细细咀嚼食物后再咽下，家长也不要鼓动孩子吃得快，那样不利于食物消化。

及时洗手 周围环境中有很多微生物，不少是致病菌，可引起幼儿腹泻及其他肠道传染病。必须教育孩子讲究卫生，食前、便后及时洗手，尤其是幼儿的手，还不能熟练地使用筷子，常用手指取菜，更要经常性地洗净双手。

家长和幼儿园老师在培养幼儿的饮食习惯中起着主导作用，不仅要告诉他们为什么要这样做，而且要带头做到，以自己的行为教育幼儿，才能收到显著的效果。

幼儿食谱的安排

为了保证幼儿能得到合理营养，就需要科学的膳食调配。幼儿的食谱可反映幼儿一天生活所补充的各种食物的种类、数量和制作方式等。

1. **安排食谱的原则**

（1）**保证一日所需的热能和优质蛋白质** 在一日食谱中，要为幼儿提供充足的热能和蛋白质。

（2）**食品要多样化** 可轮流选用鸡肉、牛肉、猪肉、鱼等，作为提供优质蛋白质的食物，采取

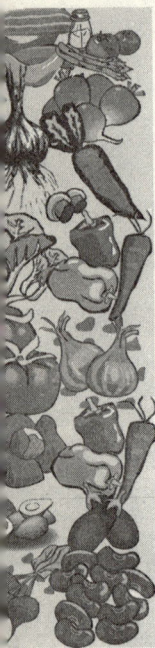

荤素菜搭配，多种粗粮和细粮配合制作，以使达到营养素的"互补"。

（3）**重视烹饪方法适应年龄需要**　4～6岁年龄段的儿童不适宜给粗、硬及大量油炸食品；食物制作时应注意碎、软、细、烂，以利于幼儿的消化和吸收。

（4）**不宜选用刺激性强的食物**　诸如酸、辣、麻的食品；或兴奋性的酒类、咖啡、浓茶等。

（5）**合理的进食次数**　以三餐一点较为合适，每次进餐宜间隔约3～4小时。

2. 推荐食谱示例

儿童在不同时期，每天应摄入营养物质的种类和数量是不同的。在提供膳食时必须根据要求进行安排，就需要制定食谱。有人认为只要提供的食品数量足、质量好，就不会有什么问题；也有人认为营养素的供给"多多益善"。殊不知营养素过量不仅不能充分利用，还会对儿童尚未成熟的一些重要器官（如肝脏、肾脏等）带来不利影响。只有根据有关部门提供的小儿食物供给标准来制定食谱，将一日所需的各种营养物质，科学地安排在一日三餐一点（心）之中，才能使儿童合理摄取营养物质。以下食谱示例供配膳时参考。

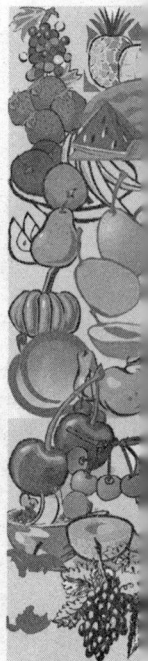

红豆粥

配料 大米 50 克，红小豆 15 克，红糖适量，糖桂花少许。

制法 将红小豆与大米，分别淘洗干净。红小豆放入锅内，加入适量清水，烧开并煮至烂熟，再加入大米一起煮。用大火烧沸后，转用小火，煮至黏稠为止。在粥内加入适量红糖，烧开盛入碗内，撒上少许糖桂花即可。

功能 和胃滋阴，养血补血。此粥色泽红润，香甜爽口，诱人食欲，极受幼儿欢迎。红小豆，含丰富的蛋白质、赖氨酸。赖氨酸是人体八种必需氨基酸之一，对幼儿大脑发育有重要作用。

番茄蛋汤

配料 番茄 50 克，鸡蛋 1 个，植物油 5 克，香油 1 克，精盐 1 克，水淀粉 5 克。

制法 将番茄洗净，用开水烫一下，撕皮、去籽，切成小片；鸡蛋，磕入碗内打散。将炒锅置火上，放油烧热，下入番茄煸炒几下，加开水 200 毫升，稍煮一下，加入精盐，用水淀粉勾薄芡，淋入鸡蛋液，加入香油，盛入碗内即成。

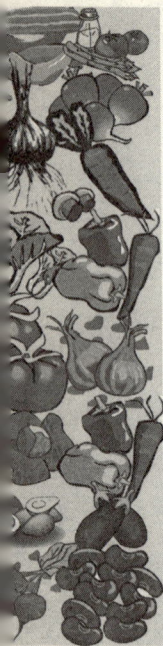

功能　益气补血，和胃健脾。此汤色泽鲜艳，味道鲜美，含有丰富的蛋白质、钙、磷、铁、维生素 A、维生素 B_1、维生素 B_2、维生素 C 和胡萝卜素、尼克酸等多种营养素。

菠菜猪肝汤

配料　猪肝 50 克，菠菜 50 克，植物油 10 克，精盐 2 克，葱末、姜末各 5 克，料酒 3 克。

制法　将猪肝洗净，切成 0.3 厘米厚、2 厘米宽、3 厘米长的片，放入碗内，加入少许料酒、精盐及水 50 克拌腌片刻；菠菜，清洗干净，切成小段。将炒锅置旺火上，加入植物油烧热，下入葱、姜末爆香，放入菠菜和盐，炒拌均匀加水 100 克，烧沸后，将碗内肝片连水一并下锅，烧沸后撇去浮沫，盛出菠菜，再沸 2 分钟，倒入碗内即成。

功能　补血养肝，清热和中。此汤肝嫩菜鲜，含有丰富的动物蛋白质和维生素 A、维生素 D、维生素 B_{12}、维生素 C 及叶酸、钙、锌、铁、碘等矿物质。

草鱼烧豆腐

配料　草鱼净肉 100 克，豆腐 150 克，笋 10 克，蒜苗 5 克，色拉油 30 克，酱油、料酒、精盐、

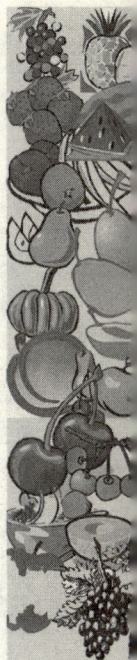

味精、葱、姜、鲜汤各适量。

制法　将草鱼肉洗净，顺长剖开，切成 1 厘米见方的丁；豆腐，也切成同样大小的丁；笋，切 0.3 厘米厚的小方片。炒锅置旺火上，放入油，烧至 8 成热时，把鱼丁煎黄，烹入料酒，加盖略焖，加入葱、姜、酱油、精盐，烧上色后，倒入鲜汤烧开，加盖转小火煨 3 分钟，下入豆腐、笋片，再焖 3 分钟，转旺火烧稠汤汁，入味精，撒上蒜苗，盛入盘内即可。

功能　和中利水，健脾补血。此菜鱼肉鲜嫩，豆腐爽滑，汤汁鲜美。含有丰富的优质蛋白、脂肪、碳水化合物及钙、磷、铁等矿物质和多种维生素。

鸡油豌豆

配料　鲜豌豆 150 克，火腿 30 克，鸡汤 120 克，鸡油 13 克，精盐 2 克，味精 1 克，料酒 10 克，葱、姜各 5 克，水淀粉 5 克。

制法　将火腿切成小丁；葱、姜切末。炒锅放入鸡油，下葱、姜末炝锅，投入火腿丁、豌豆翻炒几下，加入辅料，开锅后，用水淀粉勾芡，盛入盘内，即成。

功能　和胃健脾，补肾养肝。此菜红绿相间，清香味美，诱人食欲，极宜幼儿食用。含丰富的

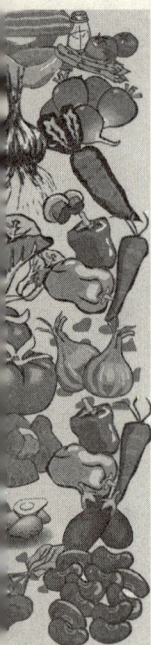

蛋白质、脂肪、碳水化合物、钙、磷、铁、维生素 B_1、尼克酸等多种营养素。

太阳肉

配料 肥瘦猪肉 50 克，鸡蛋 1 个，香油 4 克，酱油 6 克，精盐、味精、葱末、姜末各少许，水淀粉 10 克。

制法 将猪肉剁成泥，放入碗内，加入葱末、姜末、酱油、精盐、味精、香油、水淀粉及清水搅匀成馅。取一小盘，内抹一层香油，把肉馅摊入盘内，呈中间低四周高的形状，鸡蛋磕在盘内的肉馅上，上笼用旺火蒸 15 分钟，即成。

功能 益气养血，补脑益智。此菜制法简单，造型美观，软嫩适口。含有丰富的蛋白质、脂肪、碳水化合物，以及钙、磷、铁、锌等矿物质和多种维生素。

三色鸡片

配料 鸡脯肉 100 克，鸡蛋 1 个，水发冬菇 75 克，油菜 50 克，土豆 150 克，花生油 20 克，香油 5 克，精盐 3 克，味精 1 克，料酒 5 克，湿淀粉 30 克，葱末、蒜末、清汤（或水）各适量。

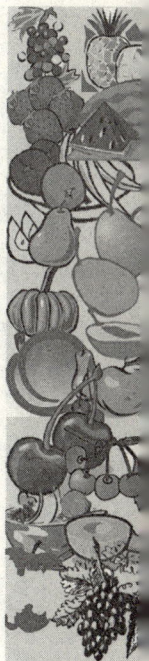

制法 将鸡肉切成小薄片，用精盐、蛋清、湿淀粉15克拌匀上浆。入5成热油锅内滑熟，捞出沥油。将土豆去皮，切成小菱形片，用7成热的油炸成金黄色，捞出放入盘内。将冬菇切成小切片，油菜切成小片，分别用开水焯一下，捞出沥水。将炒锅置火上，放油烧热，下入葱末、蒜末炝锅，烹入料酒，下入鸡片、冬菇和油菜，略炒，加入清汤和盐，烧开，再加入味精，勾芡，淋入香油，盛在土豆片上面，即成。

功能 和胃健脾，养血补肝。此菜色泽美观，清爽味鲜，含有丰富的优质蛋白质、钙、磷、锌等多种矿物质和维生素。

拌鱼米

配料 鲜黄花鱼1条（约500克），香菜段少许，香油、精盐、味精、醋、葱末、姜末各适量。

制法 将黄花鱼收拾干净，上屉蒸至断生，取出，去掉鱼头、鱼尾、骨刺和皮，拨开肉呈蒜瓣形。加入精盐、味精、醋、香油、葱末、姜末拌匀，装盘，撒上香菜，即成。

功能 温肾健脾，和中化湿。此菜味鲜肉嫩，洁白青翠，清淡诱人。含有丰富的蛋白质，其蛋白质属于全优蛋白，生理价值很高，其中蛋氨酸

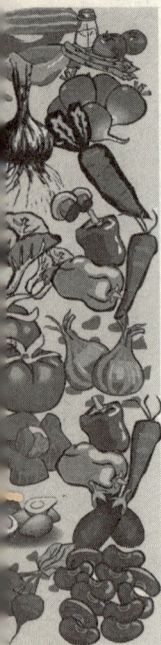

含量较多。另外，由于鱼肉蛋白组织结构松散，因而比畜肉蛋白更容易被人体消化和吸收，特别适合幼儿食用。

幼儿常见病的食疗防治

幼儿期，处在从断奶到逐渐适应成人饮食的时期，在这个时期内，消化不良、营养不良、咳嗽、哮喘等，是常见病症，为了保障其健康成长，在饮食调养方面要格外当心。

消化不良

消化不良，是幼儿常见病之一。主要是由于胃肠道消化酶分泌不足，或蠕动功能失常，而发生的消化功能紊乱或障碍。消化不良的幼儿常表现为食欲不振，身体瘦弱，体重减轻，甚至反复出现腹泻。引起消化不良的直接原因，大多是饮食不节制，暴饮暴食，以致损伤脾胃，导致消化、吸收功能失常。所以要给幼儿定时、定量进食，不能采取"填鸭"式的喂哺方法，"宁可稍带几分饥，也不宜过分饱"，才可以保证脾胃消化食物和

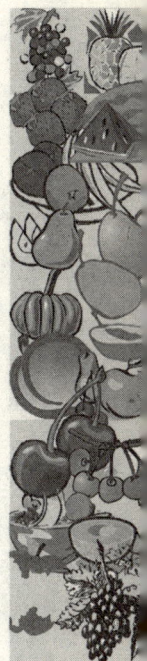

吸收营养的时间。消化不良的幼儿，宜多吃易消化的小米稀粥、藕粉、米汤等，忌食油腻、辛辣、坚硬食物。以下防治本病的食谱示例，以供参考。

胡萝卜汤

配料　胡萝卜 100 克，红糖适量。

制法　将胡萝卜洗净，切成小块。锅置火上，放入适量清水，下入胡萝卜块，煮至熟烂，加入红糖，煮沸后，即可食用。

功能　健脾消食，下气和中。本膳用胡萝卜，富含维生素，尤其胡萝卜素 A 的含量特别多，还有较多的维生素 B_2、叶酸等，被称为"平民人参"。其味甘、性平，有健脾化滞、润燥明目等功效，可治小儿脾胃虚弱所致的消化不良。

粟米山药粥

配料　粟米 50 克，淮山药 25 克，白糖适量。

制法　将粟米淘洗干净；山药，去皮，洗净，切成小块。锅置火上，放入适量清水，下入粟米、山药块，用文火煮至粥烂熟，放入白糖调味，煮沸即成。

功能　补脾益气，安神滋阴。本膳用粟米，有补益脾胃、清热安神之功；山药，健脾胃，补

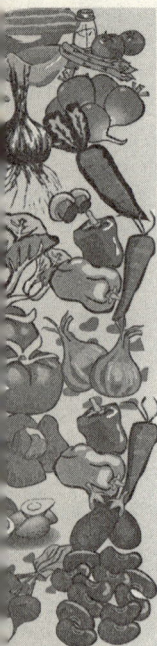

气阴，利尿益肾。经常食用能防治小儿消化不良。

小米香菇粥

配料 小米 50 克，香菇 50 克，鸡内金 5 克。

制法 小米，淘洗干净；香菇，择洗干净，切成小块或碎末；鸡内金，洗净。锅置火上，放入适量清水，下入小米、鸡内金，用文火煮成粥，取其汤液，再与香菇同煮至熟烂，分次饮用。

功能 健脾和胃，消食化积。本膳用小米，健脾胃；鸡内金，能助消化；香菇，有健脾胃、助食作用。此粥大益胃气，开胃助食，常食可防治小儿消化不良。

山楂饼

配料 鲜山楂 300 克，淮山药 300 克，白糖适量。

制法 将山楂去皮、核，洗净；山药，去皮洗净，切成块。将山楂、山药块，放入碗内，加适量白糖调匀后，上笼蒸熟，压制成小饼，即可食用。

功能 健脾导滞，和胃助食。本膳用山楂，含大量维生素 C 和酸性物质，可促进胃液分泌，增加胃中酶类，从而助消化。山药健脾益气。

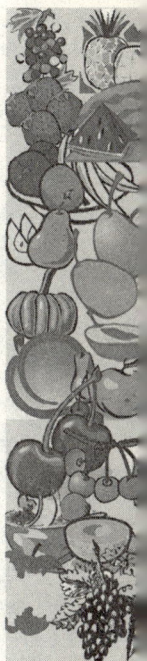

两米粥

配料　小米 50 克，大米 25 克。

制法　将小米、大米，分别淘洗干净。锅置火上，放入适量清水，下入大米、小米，先用旺火烧沸，后改文火煮至粥熟烂，即成，分次饮用。

功能　健脾和胃，滋阴生津。本膳用大米，含人体所必需的淀粉、蛋白质、脂肪、维生素等物质，其味甘、性平，有健脾胃、补中气、养阴生津等作用。小米，含蛋白质及脂肪量较多，有健脾和胃、益肾等作用。二米成粥，常食之可防治小儿消化不良。

营养不良

营养不良，也是幼儿常见病。此病常由食滞不化、脾胃虚损、运化失宣，而致气液耗损、脏腑失养。本病的早期可见纳食不佳，厌食，腹胀嗳腐，大便腥臭；严重者见头发稀疏，面黄肌瘦，精神委靡，腹大肢瘦，青筋暴露，食欲减退，或嗜食异物等。中医称之为"疳积"，大多是因小儿断奶后，饮食失调、喂养不当、脾胃损伤，或虫积及某些慢性病所致。

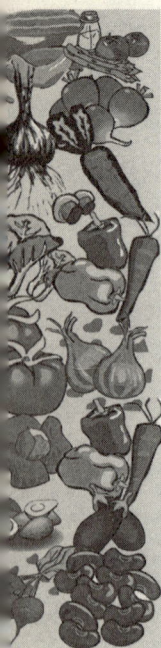

营养不良，可因摄食不足，或因食物营养不能充分吸收，能量代谢不正常，而出现体重不增（或减少），生长发育停滞，脂肪减少，肌肉萎缩等慢性营养缺乏症，其多发生于 3 岁以内的婴幼儿。久则身高低于正常儿童，皮下脂肪逐渐减少，消瘦明显，皮肤失去弹性，松弛而干燥，严重者会发生运动机能和智力发育障碍。中医治疗本病有较好的疗效。

"佝偻病"就是幼儿常见的营养缺乏症，俗称"软骨症"。它是由于饮食中缺乏维生素 D 和钙所致，现代医学称之为"维生素 D 缺乏性佝偻病"。由于维生素 D 不足，引起全身钙、磷代谢失常，继而导致骨骼病变，发病早期为烦躁不安、夜惊、多汗，随后是体质发育障碍，可见方颅，前囟门大，出牙晚，胸部肋患珠、肋外翻、鸡胸、脊柱弯曲，下肢变异，腕部及踝部呈圆钝肥厚的手镯形、脚镯形等。

防治本病必须从饮食上加以调理。① 强调母乳喂养，因为母乳中营养比较全面，但要注意让乳母摄取充足的维生素 A 和维生素 D，还可从婴儿出生后 1～2 周开始，每日给服维生素 D 500～1000 国际单位，连续服用至 2～3 岁。② 及时给婴幼儿添加富含维生素 D 和钙的辅助食

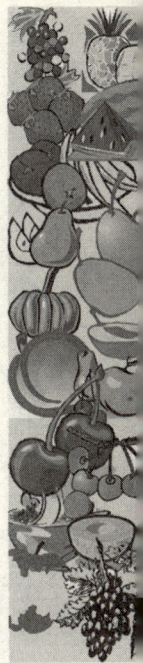

品，如蛋黄、肝泥、鱼肝油制剂、虾皮、菜末、果汁、米汤等。1岁以上的幼儿，应全面提高饮食质量，每天固定摄食牛奶、鸡蛋、豆腐、绿叶蔬菜、食糖以及主食。③要让小儿每天多晒太阳，因为阳光可增加维生素 D 和协助体内钙、磷吸收。

总之，为了预防营养不良的发生，幼儿要少吃豆类、花生、玉米等坚硬难以消化的食物，忌食煎、炸、熏、烤和肥腻、过甜的食物，还要少用芝麻、芝麻油、葱、姜和各种香气浓郁的调味料。宜多吃米粥、牛奶、鸡肉、鸭肉、鸡肝、山楂、鳗鱼、鹌鹑、银鱼之类食物。饮食要软、烂、细，以利消化吸收。食谱示例于下。

虾皮蛋羹

配料　虾皮 20 克，鸡蛋 1 个。

制法　虾皮，择去杂质，冲洗一下；鸡蛋，磕入碗内，搅打成泡，然后放入虾皮搅拌均匀。将鸡蛋液碗，放入蒸锅中蒸熟，取出，可用以佐餐。

功能　补气益肾，和胃健脾。本膳用虾皮，含钙丰富，是小儿骨骼生长必不可少的食品。鸡蛋，含有丰富的维生素 D，蛋黄中含钙较多。此羹经常食用，可防治儿童骨骼钙化不全的症状，是

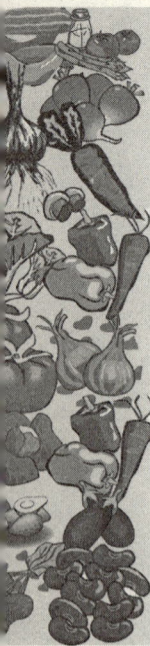

补充钙和维生素 D 的理想菜肴。

香菇粥

配料　香菇 5 克，粳米 50 克。

制法　将香菇用冷水泡发好，洗净，切碎；粳米，淘洗干净。锅置火上，放入适量清水、香菇、粳米，同煮，先用大火烧沸后，改为文火煮至粥熟，即成。

功能　养血和中，健脾益气。本膳用香菇，营养丰富，《现代实用中药》说："香菇，为补偿维生素 D 的要剂，预防佝偻病，并治贫血。"此粥可防治小儿食欲不振、佝偻病、贫血等症。

百合蒸鳗鱼

配料　百合 100 克，鳗鱼肉 250 克，黄酒、味精、精盐各适量，葱末、姜末少许。

制法　将鲜百合撕去内膜，用精盐擦透，洗净，切块放入碗内。鳗鱼肉，切成小块，放少许盐，用黄酒浸渍 10 分钟后，放在百合上面，撒上姜末、葱末、味精，上笼蒸熟，即成。

功能　润肺清心，补虚扶羸。本膳用百合，含淀粉、蛋白质、脂肪、多种生物碱、钙磷、铁、钾等成分，有润肺止咳、清心安神的作用。鳗鱼

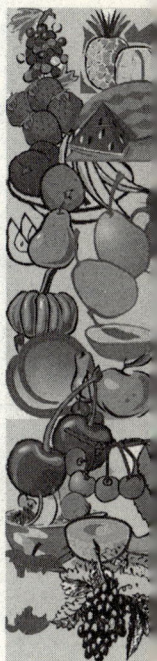

又称鳗鲡，味甘，性平，能补虚羸、益气血，含蛋白质、脂肪、钙、磷、铁及维生素 A、维生素 B_1、维生素 B_2、维生素 B_6、维生素 C 和多糖等成分。常用于虚损劳瘵、小儿疳积等。

乳粥

配料 牛乳或羊乳适量，大米 50 克，白糖适量。

制法 将大米淘洗干净，放入锅内，加适量清水，用文火煮粥，待粥煮至半熟时，去米汤加牛乳、白糖同煮成粥。早晚餐热食，空腹食用较佳。

功能 补血润燥，和胃健脾。本膳用乳类，有补血润燥的作用，牛乳为常食的营养滋补食品，富含蛋白质、脂肪、糖类及维生素类。同大米煮粥，既可增强健脾和胃的作用，又能延长在胃肠内消化吸收的时间，加强补益作用。用于幼儿营养不良，发育缓慢，肢体羸瘦，气血不足，面色萎黄，小儿疳积等代谢不良性疾病。

鸡肝粥

配料 鸡肝 1 个，大米 60 克。

制法 将鸡肝洗净，切碎；粳米，淘洗干

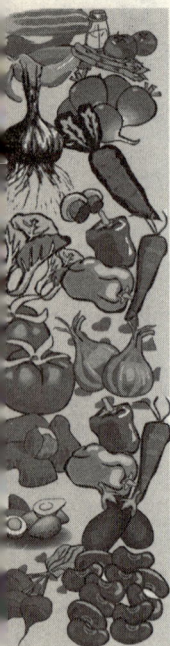

净。锅上火，放入适量清水，下入粳米、鸡肝，用大火烧沸，后用文火煮至粥熟即可，分次饮用。

功能　养血明目，补肾和胃。本膳用鸡肝，营养丰富，其味甘、性微温，有补肝肾作用，《本草汇言》载称："鸡肝，补肾安胎，清疳明目之药也。"此粥常食可治疗小儿营养不良。

夏季热

夏季热，中医称为"暑热症"，是幼儿时期特有的常见疾病之一。此病症为进入夏季时，幼儿长期发热、多尿、多饮、无汗，还伴有食欲减退、体重减轻等症状。1～3 岁尤其为此病好发的年龄段。患此病的主要原因是，体质虚弱，气阴不足，不能耐受暑热熏蒸，由暑气蕴遏肺胃所致。本病无特效的药物治疗，但可以通过饮食调养来改善。

患病的幼儿要多选取具有清热消暑作用的食物，如西瓜、黄瓜、冬瓜、萝卜、苦瓜、丝瓜、豆腐、甘蔗、绿豆、荸荠、新鲜绿叶蔬菜等，并要及时补充富含蛋白质的食物，如鱼类（无鳞鱼除外）、瘦猪肉、鸡肉、蛋类、绿豆、扁豆、百

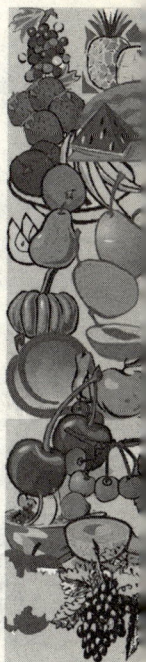

合、薏苡仁等。食物应细软、清淡、易于消化，多用煮、炖法，不宜煎、炸、熏、烤、烙。并忌生冷、坚硬、粗糙、难以消化之物，忌食温热性食物，如羊肉、狗肉、牛肉、雀肉，还忌食辛辣、肥腻之物。下列营养食谱示例供参考。

黄瓜蜜条

配料　黄瓜 1500 克，蜂蜜 100 克。

制法　将黄瓜洗净，去蒂，剖开去瓤，切成条状。锅置火上，放少许水、黄瓜条，煮沸后去掉汤汁，趁热加入蜂蜜调匀，煮沸，即成，用以佐餐。

功能　清热利湿，生津止渴。本膳用黄瓜，含有糖类、甙类、咖啡酸、多种氨基酸、维生素 B_1、维生素 C、葫芦素等，其味甘、性凉，能清热止渴，利水消肿，清火解毒。蜂蜜，润燥解毒，并起到调味作用。此甜菜用于小儿夏季热见烦热口渴、小便不利等症状。

豆腐黄瓜汤

配料　豆腐 250 克，黄瓜 250 克，精盐、味精各适量。

制法　将豆腐在沸水中焯一下，洗净，切成

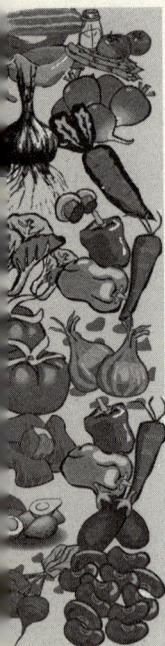

小块；黄瓜，洗净，去蒂，切小片。炒锅上火，放入清水适量，加入豆腐块、黄瓜片，用文火煮成汤，放入精盐，使豆腐入味，点入调味品，即可食用。

功能 益气和胃，生津润燥。本膳用豆腐，含有丰富的蛋白质、钙以及维生素等，有益气和中、生津润燥、清热解毒的作用；黄瓜，含有蛋白质、维生素、钙、磷、铁、脂肪等成分，能清热解毒，利水消肿。

冬瓜荷叶汤

配料 冬瓜 500 克，嫩荷叶 1 张，精盐适量。

制法 将冬瓜洗净，去籽，连皮切小块；荷叶，洗净，剪碎。锅置火上，放入清水适量，加入冬瓜块、荷叶，煮汤，冬瓜烂熟，汤成，捞去荷叶，然后加精盐、味精调味，即可喝汤、吃冬瓜。

功能 清热祛暑，利湿健脾。本膳用冬瓜，含有蛋白质、糖类、粗纤维、胡萝卜素、维生素 B_1、维生素 B_2、维生素 C 等成分，其味甘、性微寒，有清热化痰、除烦止渴、利尿消肿等功效；荷叶，清热解暑。两物同用，适用于小儿夏季热、烦渴不止、小便不利等症。

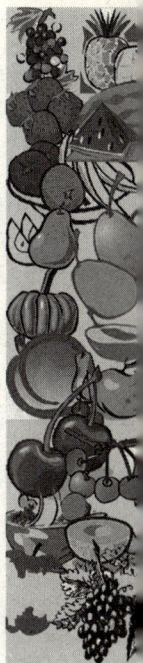

葛粉粥

配料　葛粉 30 克，大米 90 克，精盐少许。

制法　将新鲜葛根洗净切片，磨碎澄清沉淀取粉（超市也有现成葛粉）；大米，淘洗干净。将葛粉、大米，同放锅内，加水适量，用文火煮，至米熟烂成粥，加入精盐调味，即可食用。

功能　解肌清热，和胃生津。本膳用葛粉，是中药葛根磨成的粉，含有丰富的淀粉，有解肌退热、生津止渴的功效。大米，滋养脾胃。此粥有发散风寒和解热生津的作用，适于发热、口渴欲饮、食欲不振的小儿夏季热。

丝瓜瘦肉汤

配料　丝瓜 250 克，瘦猪肉 100 克，花生油、精盐、味精、料酒、葱段、姜片各适量。

制法　将丝瓜去皮洗净，切成片；瘦猪肉，洗净，下沸水锅中焯一下，捞出洗净，切成细丝。锅置火上，放入花生油烧热，下猪肉丝煸炒，烹入料酒，加入葱段、姜片、清水、精盐、味精，煮至肉熟，加入丝瓜片，煮 10 分钟，拣出葱、姜，盛入汤盆，即可食用。

功能　清暑解热，生津止渴。本膳用丝瓜，

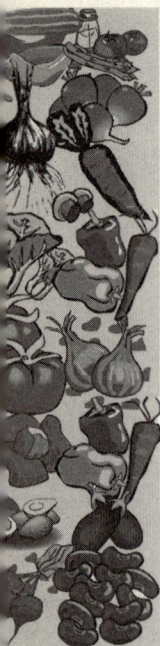

味甘、性凉，能清热化痰、凉血解毒、生津止渴、解暑除烦。猪瘦肉，含有丰富的蛋白质，能滋阴润燥。此汤清热利肠，解暑除烦，适用于幼儿夏季热食用。

咳嗽

咳嗽，为小儿呼吸道常见的病（症），以冬、春季尤为多见，属支气管炎症反应。小儿支气管炎则大多由于细菌或病毒感染，引起支气管黏膜充血肿胀，分泌物黏稠，致使支气管阻力增加，但肺实质受累很少。患儿多数有发热，呕吐，咳呛有痰，气促等症状。发病年龄多在1~3岁，不少患儿多次发生。

防治此病饮食要清淡，并选有助于化痰、止咳的食物，如黄豆、豆腐、新鲜青菜、西红柿、胡萝卜等；水果宜吃些梨、荸荠、莲藕、苹果之类。含维生素A的食物，如动物肝、肾、蛋黄等可维持呼吸道上皮组织的健康；发热时幼儿可吃些米汤、牛奶、菜汁、面条等；还宜多饮温开水，可以稀释痰涎利于排出，减少患儿痛苦。清凉的蔬菜，如萝卜、荸荠、百合、丝瓜、枇杷、红枣、杏仁、银耳、鸭蛋等，宜以汤、粥为主要饮食，

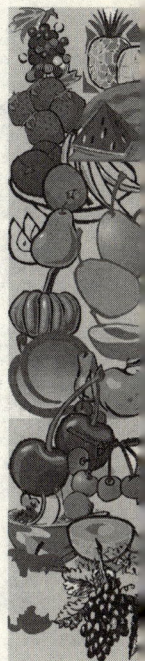

以利痰液排出。

患病时忌食油炸、生冷、油腻、黏滞、辛辣刺激食物，以免加重病情，海鲜及易引起过敏的食物也要禁忌。

止咳姜糖饮

配料　生姜10克，饴糖适量。

制法　先将生姜洗干净，切成丝，放入杯子里，倒入开水冲泡，盖上盖泡制10分钟，打开盖加入饴糖当茶饮用。

功能　辛温散寒，止咳化痰。本膳用生姜，味辛，性微温，有发表散寒、止咳解毒的功能。此饮可经常使用，有预防和治疗风寒感冒、咳嗽的效用。

雪梨汁

配料　雪梨1个。

制法　将雪梨捣碎挤出汁，饮用；或选取上好雪梨，洗净，用榨汁机榨取成汁。

功能　清肺润燥，化痰止咳。雪梨，含糖、苹果酸、柠檬酸及维生素B、维生素C等，有清热化痰、生津润燥的功效，可用于治疗小儿肺热咳嗽、咽痛、口渴。

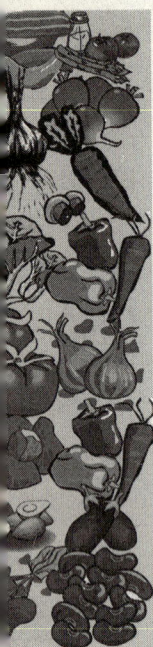

蒸鸡蛋羹

配料 鸡蛋1个，精盐少许。

制法 将鸡蛋去壳，打碎放入碗内，加水，水的量为鸡蛋的 1/2，搅打均匀，加入精盐搅匀，上笼蒸 5～8 分钟，即成。

功能 滋阴润燥，清肺止咳。鸡蛋，富含蛋白质、维生素A、维生素D、钙、铁、磷等，是滋补佳品，有滋阴润燥、补气养血的作用，适于发热咳嗽患儿食用。

梨丝拌萝卜

配料 白萝卜250克，梨100克，生姜3克，香油10克，精盐适量，味精少许。

制法 将梨去皮、去核，切成丝；姜，切成末；萝卜，切成丝，在沸水中焯一下，沥干水分摊凉；加入梨丝、姜丝、香油、精盐、味精，拌匀即可。

功能 清热润肺，化痰止咳。本膳用梨，味甘、微酸，性凉，有清热化痰，生津润燥的作用，能治支气管炎、肺热咳嗽。生姜，能化痰止咳。此菜适用于幼儿风燥型支气管炎咳嗽。

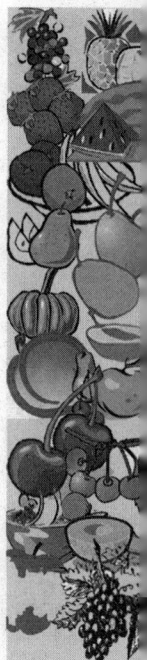

豆腐猪肝汤

配料　猪肝50克，嫩豆腐1块，精盐、味精、料酒、葱花、湿淀粉、色拉油、鲜汤各适量。

制法　将猪肝洗净，切薄片，放碗内，加入精盐、料酒、湿淀粉拌匀；豆腐，切小片。锅内放鲜汤，烧沸，放入豆腐、精盐、色拉油再沸，倒入猪肝，烧至熟，加入葱花、味精，出锅即成。

功能　益气和中，清肺止咳。本膳用豆腐，生津润燥、清热解毒，可辅以治肺热咳嗽。猪肝，富含维生素A，对维持呼吸上皮组织的健康有益。此汤适用小儿气管炎肺热咳嗽、口干燥渴、食欲不振等病症食用。

哮喘

哮喘，是一种以嗜酸粒细胞、肥大细胞反应为主的气道慢性炎症，一般以支气管为主，故又叫"支气管哮喘"。近年来通过流行病学调查表明，儿科患病率以1～6岁较高，学龄期后逐渐呈下降趋势，初发年龄3岁以内者占84.8%。诱发支气管哮喘的原因，除一些理化因素外，小儿最常见的呼吸道感染，其主要是病毒感染。防治本

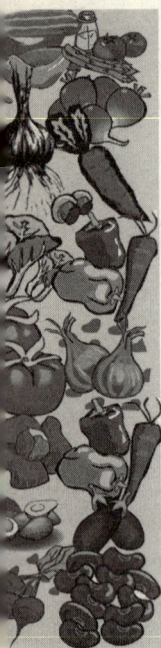

病要注意饮食，首先应择取补肺、健脾、培肾的食物，如杏仁、核桃仁、罗汉果、豆腐、枸杞子、茯苓、动物肺、脾、胰等。此外，饮食要清淡，可选择猪瘦肉、鸡蛋、豆类等含优质蛋白质的食物，多吃含维生素的蔬菜和水果，如新鲜大白菜、小白菜、萝卜、西红柿、山药、莲子、橘子、蛋黄、奶油等，以修复因哮喘而受到损害的肺泡，并提高小儿的抗病力。

要禁食海腥发物，如海虾、蟹、鱼等，因为这些食物很可能是哮喘的过敏源。也不要吃过甜、辛辣食物和冷饮，这些食物可能使病情加重，尤其寒冷、辛辣本来也可能成为诱因。下列防治本病食谱示例，以供参考。

核桃杏仁汤

配料　核桃仁25克，杏仁10克，生姜10克，蜂蜜适量。

制法　将核桃仁、杏仁，捣碎；生姜，洗净，切片。锅置火上，加水一碗，放入核桃仁、杏仁、生姜，用旺火煮沸后，加蜂蜜，再改文火焖10分钟，即可。

功能　温肾平喘，润肺止咳。本膳用核桃仁，有补肾强腰、固精止遗、温肺定喘的作用；杏仁，

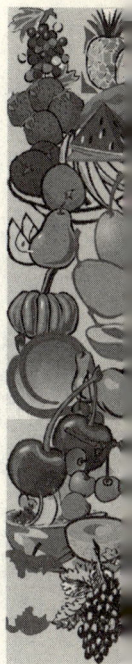

润肺祛痰、止咳平喘、润肠通便。此汤可用以辅治久患哮喘，体质虚弱，气短喘促的小儿。

茶叶煮鸡蛋

配料 鸡蛋2枚，绿茶15克。

制法 鸡蛋，洗净，将鸡蛋放入锅中，加绿茶和水400毫升，用文火煮，蛋熟后去壳再煨煮，至水干时取蛋吃。

功能 清肺化痰，止咳平喘。本膳用鸡蛋，养心安神，补血养阴，清热解毒；茶叶，生津止渴，除湿清热。此菜有清肺、化痰、止咳、平喘的作用，适用于支气管炎咳嗽、支气管哮喘等症。

薏苡杏仁露

配料 薏苡仁15克，杏仁5克，冰糖少许。

制法 将薏苡仁淘洗干净；杏仁，去皮、尖，洗净；冰糖，捣烂。将薏苡仁放入锅内，加清水适量，用武火煮沸后，转用文火煮至半熟，放入杏仁，继续用文火煮至熟，加入冰糖，溶化即成露。

功能 润肺止喘，健脾化痰。本膳用薏苡仁，清热、健脾；杏仁，润肺祛痰、止咳平喘。此露

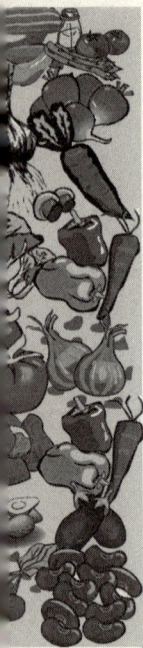

适用于小儿肺脾气虚之喘嗽。

番茄豆腐羹

配料　豆腐 200 克，番茄 1 个，色拉油少许，精盐、味精、湿淀粉各适量。

制法　番茄，用开水烫一下，去皮，切成丁；豆腐，沸水焯一下，切成丁。锅内放油，烧至 4 成热，下番茄煸炒一下，放入清水少许，沸后加入豆腐丁，炖 6 分钟，放入精盐、味精，用湿淀粉勾薄芡，即可起锅装盆。

功能　清热润肺，止咳平喘。本膳用豆腐，富含蛋白质、钙、铁、维生素 B_1、维生素 B_2 等，能生津润燥、清热解毒，主治肺热咳嗽、哮喘之症。番茄，含有丰富的胡萝卜素和维生素 A、维生素 B_1、维生素 B_2、维生素 C 等，能健胃、生津止渴。此菜适宜于小儿支气管哮喘食用。

荸荠猪肺汤

配料　白萝卜 75 克，荸荠 20 克，猪肺 150 克，葱花 5 克，精盐适量，味精少许。

制法　白萝卜，洗净切片；荸荠，洗净、削皮切片；猪肺，洗净，切片。沙锅置火上，放入白萝卜、荸荠、猪肺片，倒入适量清水，用文火炖煮至

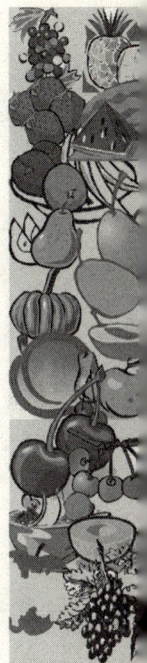

熟烂，加入精盐、味精、葱花，即可装盆食用。

功能 清热化痰，生津平喘。本膳用萝卜，含葡萄糖、果糖、多种氨基酸、维生素C、钙、磷等，有消食化痰、清热解毒等作用；荸荠，含淀粉、蛋白质、多种维生素及铁、钙、磷等，有清热生津、化痰等作用；猪肺，补肺止咳。此汤适用于小儿热哮症食用。

遗尿

遗尿，俗称"尿床"，年龄在 3 岁以下的婴幼儿，尿床并不属于病态。所谓"遗尿症"，是指 3 岁以上幼儿，在睡眠中不自觉地发生遗尿，且反复多次的一种病症。遗尿多见于 10 岁以下儿童，也有延迟到 12～18 岁者。

中医认为遗尿症多由先天不足、肾气未充、下元虚寒，或病后体虚、脾肺气虚，也有因不良习惯所致。长期遗尿可以导致面色苍白或灰黯，记忆力减退，精神忧郁，四肢不温，口干口渴等不良后果。

遗尿，也可能与膀胱炎、包茎、泌尿道感染、慢性肾炎等疾病有关，所以首先要找出病因，对症治疗。但在饮食调理上也需要注意：① 减少牛

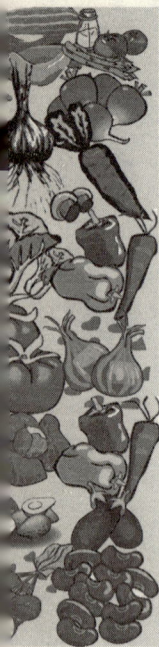

奶、巧克力、柑橘类水果的食用，大部分儿童的遗尿症，可以很快消失。因为上述食品可在幼儿体内产生过敏反应，致使膀胱尿量减少，并使幼儿睡眠过深。据调查，因牛奶过量引起的幼儿遗尿达 60％左右。② 要减少糖类和食盐的摄入量，以免因饮水多而排尿。③ 因气血不足导致遗尿的儿童，应适当选用温阳固涩类食物，如糯米、山药、莲子、韭菜、黑芝麻、桂圆、乌梅、荔枝、红枣、核桃、牛肉、羊肉、狗肉、麻雀、猪肾、虾仁、海蜇等。④ 肝经火旺型的遗尿，体质强壮，面色红润，怕热好动，小便黄赤，要忌食辛辣温热食品，饮食宜清淡，可选用粳米、薏苡仁、山药、芡实、莲子、豆腐、银耳、绿豆、赤小豆、甲鱼、鸭肉、新鲜蔬菜、水果等食品。防治本病的食谱示例，以供参考。

麻雀粥

配料 麻雀 2 只，粳米 30 克，黄酒 1 杯，葱段适量，精盐少许。

制法 将麻雀去毛和内脏，洗净，晾干水分，切成小块；粳米淘洗干净。锅置火上，放入麻雀块，炒熟，用黄酒烹煮，约 15 分钟后，加水，并下入粳米，用文火煮成粥，将熟时加入葱段，再

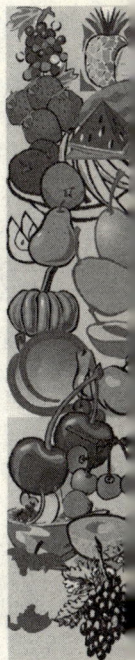

续熬至熟，放入少许盐调味，即成。此粥可作主食，每日1次，适宜常服。

功能 补肾壮阳，和胃缩泉。本膳用麻雀，有壮阳补肾、缩小便的作用。粳米，和胃滋阴。此粥有补肾助阳的功效，用于遗尿，症见形寒怕冷、面色苍白或有浮肿的幼儿。

虾仁炒韭菜

配料 鲜虾200克，韭菜100克，花生油、精盐、味精、姜末各适量。

制法 将鲜虾去皮、头和黑线，洗净，控干水分，加入盐、酒、淀粉等捏匀（上浆）；韭菜，择洗干净，切成小段。炒锅上火，放入花生油烧至8成热，入虾仁煸炒至熟，然后放入韭菜段，再炒，熟后放入姜末、精盐、味精炒匀，即可出锅，食用。

功能 温补肾阳，固关摄精。本膳用虾，有补肾壮阳之效；韭菜，能温补肝肾、助阳固精、下气健胃。此菜有壮阳止遗，益肾补虚的作用，治肾气不足的小儿遗尿有效。

猪肾粥

配料 猪肾2个，粳米50克，精盐少许。

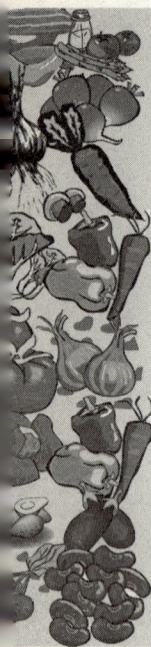

制法　将猪肾去脂膜后洗净，用开水稍烫，去除腥异味，切块，加适量水煮汤，去渣留汁。粳米，淘洗干净。锅置火上，放入猪肾汤、粳米，煮粥，用文火煮至粥熟烂，加入精盐调味，即可食用。

功能　补肾缩泉，行水和中。本膳用猪肾，有补肾气、通膀胱、止消渴之效，与粳米共用，具有补肾壮腰、利水消肿的功用。主治幼儿颜面或全身浮肿，尿频，遗尿等症。

金樱子鸡蛋

配料　金樱子 10 克，鸡蛋 1 枚。

制法　将鸡蛋洗净，放入锅内，加水煮至蛋熟，取出放凉水中浸透，剥去外壳，再放锅中，加金樱子，加水共煮 15 分钟，即成，可喝汤、吃蛋。

功能　益肾固关，温补脾气。本膳用金樱子，补肾固精，收涩关门；鸡蛋，含蛋白质、卵磷脂及维生素、钙、锌等营养成分。

羊肉火锅汤

配料　羊肉 100～200 克，姜片、葱段、精盐、味精、火锅调料各适量。

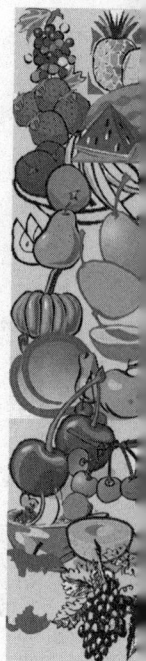

制法 将羊肉洗净，切成小薄片。将适量水放入火锅内，煮沸后放入火锅调料、姜片、葱段、精盐、味精，煮 30 分钟，再放入羊肉片，煮熟，直接从锅中捞出，食用。

功能 益气温阳，补肾缩泉。本膳用羊肉，含丰富蛋白质、多种维生素、脂肪、钙、锌、磷等营养成分，有益气补虚、温中暖胃、补肾壮阳、缩泉止遗的功效。对幼儿四肢不温，腰膝无力之遗尿有用，冬季服用尤佳。

多汗

出汗，是人体散热的主要方式。如果小儿在安静状态下，且室温不高、衣被并不厚，仍大汗淋漓、出汗不止时，应考虑是否发生"多汗症"。醒时出汗，称"自汗"；睡后出汗，称"盗汗"。中医认为"小儿纯阳之体，易虚，易实"，其卫气未实，故本能也常多汗，若汗多而伴有精神不爽、烦躁不安、厌食、低热、睡眠不安、惊跳、消瘦等症状时，应属"多汗症"。

小儿发生本病，"盗汗"主要是阴虚，"自汗"主要是气虚。有的可能患有佝偻病或结核病，也可能患感冒或呼吸道感染。饮食调理，应注意忌

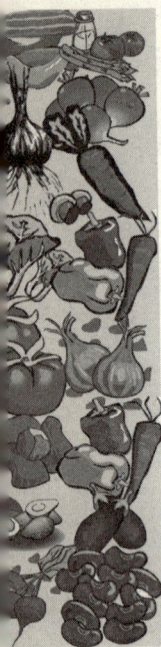

食辛辣刺激性食物，以免加重出汗，还应忌油炸、煸、炒之物，以免添热助火。寒冷的食物，如冷饮、冰淇淋及蚌、蟹、柿子等，都应少食，以免损伤阳气，而加重出汗。

多汗儿童可以适量吃些有止汗作用的食物，如小麦、糯米、燕麦、猪脊髓、牡蛎、乌骨鸡等。还可以选用滋阴补虚的食品，如山药、红枣、鸡蛋、鸭蛋、兔肝、兔肉、老鸭、豆腐、银耳、莲子、薏苡仁、糯米、小麦、芝麻、小米以及蛤蜊、泥鳅、鹌鹑等。也可以吃些有补气作用的食品，如白扁豆、栗子、莲子、芡实、红枣、桑葚、桂圆、鲫鱼、黄鳝、鸡肉、牛肉、羊肚、猪肚、糯米、小米、乳鸽等。多汗因体质虚弱，从营养学角度分析，宜多补充富含优质蛋白质和维生素的食物，如鱼类、蛋类、奶类、豆制品、动物肝和新鲜水果、蔬菜等。

鸭汁粥

配料　鸭子1只，粳米50克。

制法　将粳米淘洗干净；鸭子，收拾干净，取鸭肉，放入锅内，加水煎取汤汁。取鸭肉汤汁300克，下入粳米煮粥，用文火煮至米烂熟，即成。粥稠清香，分次饮服。

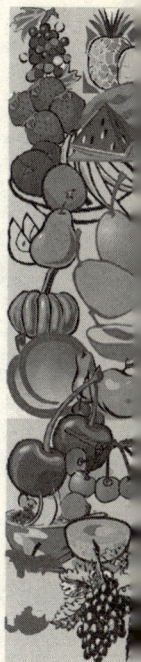

功能 清肺滋阴，和中利水。本膳用鸭肉，滋阴养胃、清肺补血、利水消肿，特别对有咽干、盗汗病症的儿童最为适宜。

萝卜豆腐汤

配料 白萝卜100克，豆腐100克，精盐、味精各适量。

制法 将豆腐洗净，切成小块；白萝卜，洗净，切成小块。沙锅上火，放入适量清水、豆腐、萝卜煮熟，入食盐、味精，盛入汤碗，即可食用。

功能 消食和胃，清热降气。本膳用萝卜，有消食化痰、降气行滞的功效。豆腐，清热和中。此汤适用于儿童中焦食积，身热虚汗，呕吐，食欲不振等症。

蛤蜊炒韭黄

配料 鲜蛤蜊200克，韭黄100克，植物油、姜末、精盐、料酒各适量。

制法 将蛤蜊洗净，下开水锅至蛤壳张开时捞出，剥去壳取肉，洗去泥沙，切成小块；韭黄，择洗干净，切段。锅内放植物油，烧至6成热，下姜末煸香，再投入蛤肉煸炒，加料酒、精盐，炒至蛤肉入味，再投入韭黄爆炒，炒至入味，即

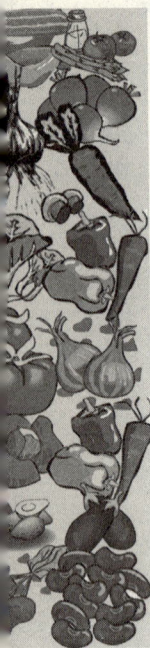

可装盆，食用。

功能 滋阴利水，生津理气。本膳用蛤蜊有滋阴、利水、润五脏、开胃的作用，与理气、除热的韭黄成菜，能滋阴健胃、治消渴，并对结核引起的潮热、儿童阴虚盗汗均有作用。

鸡汁粥

配料 鸡汤 500 克，粳米 50 克。

制法 将粳米淘洗干净。锅置火上，放入鸡汤，再加少量水下入粳米，用文火煮至米烂、粥稠，即成，分次饮用。

功能 温中补气，益肾养肝。本膳用鸡，有温中益气、补精益髓的功效，与粳米共煮粥，以和中滋阴、生津，可治疗小儿身体瘦弱、多汗、食少纳呆等症，也可作为日常补养之用。

鸽肉炒豆腐皮

配料 乳鸽 1 只，豆腐皮 100 克，精盐、料酒、淀粉、植物油各适量。

制法 将乳鸽宰杀，去毛、内杂，洗净后，取其胸脯肉，切成细丝，酌加精盐、味精、淀粉拌匀；豆腐皮，水浸至软，切细丝。锅上火，放油烧至 7 成热，下入鸽肉丝煸炒，然后放入豆腐

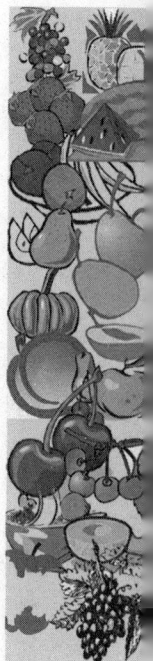

皮丝炒匀，加入葱末、精盐、味精调味，即成。

功能 滋阴补血，固表止汗。本膳用鸽肉，有解毒、滋补气血的功效；豆腐皮，有止汗的作用。此菜能止汗、滋补，可治疗小儿自汗、盗汗等症。

水痘

水痘，又称"水花"，是 10 岁以下幼儿在冬、春季常见、多发的一种传染病。出水痘的儿童，以发热、皮疹密布全身（甚至累及内脏）为特征，严重者也可造成坏疽性病变，甚至酿成败血症。

患有此病的幼儿，在饮食调理上，应注意：① 多饮温开水、果汁，多吃新鲜水果和蔬菜，以保持二便通畅。② 选用具有清热利水作用的食物，如蕹菜、菠菜、苋菜、荠菜、冬瓜、西瓜、黄豆、黑豆、赤小豆、绿豆、蚕豆、竹笋、莴苣、茭白、马兰、葫芦、葡萄、薏苡仁等。③ 要忌荤腻、辛辣、香燥的食物，尤其是在发病时要禁食猪油、肉类、鸡肉、鸭肉等，以免热毒郁结，不利结痂痊愈。以下饮食防治食谱示例供参考。

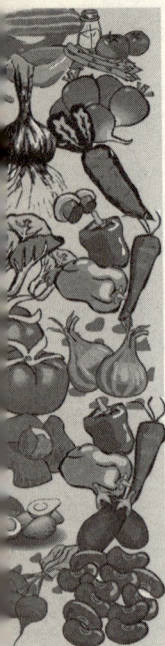

香菜汤

配料 鲜香菜150克，干板栗150克，鲜胡萝卜20克，鲜荸荠100克，精盐、味精各少许。

制法 先将香菜择洗干净，切碎；干板栗，去皮；胡萝卜、荸荠，分别洗净，切碎。用搪瓷锅或沙锅置火上，加水适量，放入栗仁、荸荠末、胡萝卜末，用旺火烧开后，再改用文火慢煮，煮至栗子仁熟后，放香菜，再放入少许精盐、味精，取汤2碗，去渣，即可饮用，喝汤也可吃香菜、栗仁等。

功能 清热解毒，透达痘疹。本膳用香菜，《本草纲目》说："芫荽（即香菜），辛温香窜，内通心脾，外达四肢，能辟一切不正之气，故痘疮出不爽者，能发之。"干板栗，能益肾气，有痘疮出不爽时能发出。荸荠，有清热凉肝、生津止渴、补中益气等作用。胡萝卜，营养丰富，有健脾和胃、清热解毒、化滞下气的作用。此汤能透发痘疹，适用于幼儿水痘初起时用。

竹笋鲫鱼汤

配料 鲜竹笋50克，鲫鱼1条（约250克），精盐、味精、料酒、姜、葱各少许。

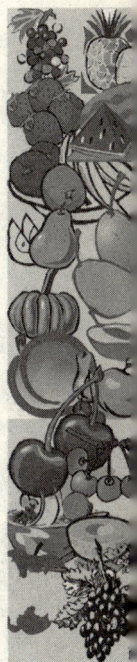

制法 将鲜竹笋剥壳，洗净，切片；鲫鱼，去鳞、鳃及内脏，洗净。炒锅置火上，加入适量清水，放入鲫鱼、竹笋片、姜末、葱末、料酒煮汤，煮至鱼、笋皆熟，再入精盐、味精调味，即可食用。

功能 清热透痘，益气利水。本膳用竹笋，是天然低脂、低热量食物，其味甘、性寒，有清热消痰、解毒透疹、益气和胃的作用。鲫鱼，有健脾、温中、利湿等作用。此汤有益气、清热、解毒的功效，适用于水痘初起。

绿豆甜汤

配料 绿豆100克，白糖适量。

制法 将绿豆洗净，放入沙锅中，加水500毫升，上火煮汤，待绿豆酥，加入白糖，调味即可。

功能 利水消肿，清热解毒。本膳用绿豆，味甘，性寒，具有清热、解毒、消暑、利水的功效，《食物本草会纂》载其"主消渴，治丹毒，消烦除热"。适用于幼儿发痘，身热脉数者。

竹笋苡仁粥

配料 竹笋50克，薏苡仁30克，粳米60克。

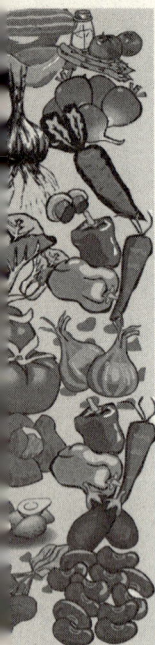

制法　将鲜竹笋洗净，切片；薏苡仁、粳米，淘洗干净。锅置火上，放入适量清水，下入竹笋片、苡仁、粳米，同煮粥，先用大火烧开，后用文火，粥熟即成。

功能　清热和胃，利湿透痘。本膳用苡仁，味甘、淡，性凉，有健脾益气、清利湿热的功效。竹笋，清热解毒，益气和胃。与粳米共煮成粥，能益气、清热、利湿。可为水痘患儿治疗时辅助食用之。

绿豆海带汤

配料　绿豆50克，海带30克，红糖适量。

制法　绿豆，淘洗干净；海带，洗净，切成小块。锅置火上，放入海带块、绿豆、适量清水，先用大火烧开，后改用文火煮至烂熟，放入红糖，烧沸即可食用。

功能　清热利湿，解毒化痰。本膳用海带，含碘、钙、蛋白质及维生素较多，有消痰、软坚、利水的功效；与清热解毒的绿豆成汤，有利水、清热解毒的作用，可辅治小儿水痘。

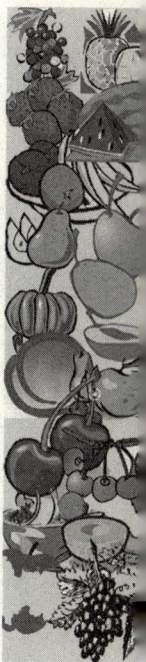

四、中、小学生的健康饮食（学生篇）

中、小学时期，应是人的一生中体格和智力发育最活跃的时期。在这个时期内，膳食安排是否科学，营养是否适当，对学生自身及社会整体素质都有极其重要的影响，它不但关系到一代人的健康水平，而且还与民族的繁衍昌盛相连，因此应当给予特殊的关注。

小学生的营养与饮食

我国的儿童一般从 6 周岁起进入小学学习，直到 12 岁毕业，整个 6 年时间划为"小学学龄期"，这时的儿童称为"小学生"。这阶段儿童的成长速度较前相对趋于平稳，也较少患病。体重每年约可增加 2 千克，身高每年增长 5.8～6.5 厘米。但到小学高年级时（即读五、六年级）时，年龄到 10～12 岁，有部分儿童可能进入青春前

145

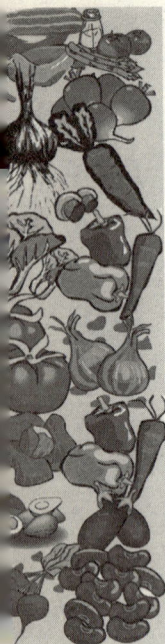

期，体格生长进入第 2 次"发育加速期"，每年平均体重增加可达 4～6 千克，身高每年平均可长 7～8 厘米。女孩进入青春发育期，一般较男孩早 2 年左右，所以小学高年级女生平均体重、身高常超过男孩，而后来则又被男孩超过。

小学生成长的个体差异较大，这不仅与男女性别有关，也和活动量大小、进入青春期的早晚、营养状况相关。由于学习紧张、智力发育大大加快、体力劳动也增多，此时对营养素的需要，虽较婴、幼儿时期相对减少，但仍比成人多。在这时期内，每日每千克体重要求供给的能量为：6～9 岁时 335 千焦（80 千卡），10～12 岁时 272 千焦（65 千卡）。世界卫生组织规定的每日供给能量标准是：6～9 岁 9205 千焦（2200 千卡），10～12 岁的男生 10878 千焦（2600 千卡）、女生 9791 千焦（1340 千卡）。蛋白质的供应要求是"量够、质优"，优质蛋白质应高于 1/3，蛋白质供能占供能总量的 10%～14%。脂肪不宜过多，所供能量占 25%～30%。总能量的 60%以上，应由糖类提供，在这时期粮食供给量应逐年增加。

另外，小学生由于骨髓、牙齿的迅速发育，需要大量钙、磷等矿物元素作为骨骼钙化的材料，微量元素铁、锌、铜、碘、硒也不可缺少。小学

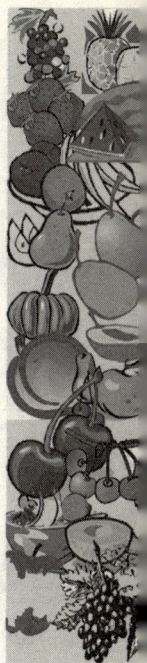

生的活动范围增宽，智力与心理发育突飞猛进，自我意识增强，个性逐步显露，因此在饮食安排上也必须取得他们的密切配合。

如何安排一日饮食

俗语有称"一日三餐"。但对于小学生来说，存在着学习时间长、能量消耗较多等特点，因此既要供给他们足够的能量，不发生"饥饿感"，又不能造成营养过剩。特提出以下原则供参考。

1. 早餐应吃饱、吃好

早餐对于小学生来说，是一天中最重要的一顿饭。凡是能够坚持每天吃好、吃饱早饭的小学生，其体型和机能发育都比较好，身体也健壮，上课时精神充沛，学习效率也高。

早餐应该重视"质量"而不是数量。早晨起来，胃里虽已排空，但由于活动量不大，一般缺乏饥饿感，加之早晨时间紧张、进餐时间又较短，因此早餐勿需大量的饭菜，只要少而精的主、副食品。另外要注意，如果一顿早餐全由淀粉食品构成，其所能提供的葡萄糖尚不够小学生 2 小时的消耗，所以早餐除了要提供产热快的淀粉类食品外，还要提供饱腹感强、不容易产生饥饿的蛋

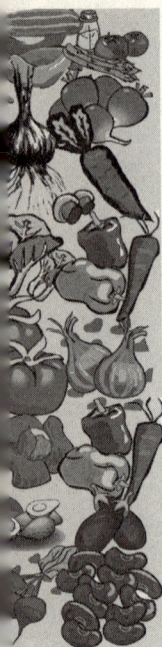

白质和脂肪，如五香牛肉、茶叶蛋、红油豆腐干、肉包子、饺子、馄饨等，有条件的还可增加含维生素的水果。早餐食欲较差，因此安排时要尽可能注意色、香、味、形，使更具吸引力，早点的花样也尽量做到每天不重样。

2. 午餐需合理搭配

小学生的午餐营养量，应占全天营养的 40%。午餐中要有肉食与豆制品搭配的副食，以提高蛋白质的营养价值。每星期吃 1～2 次鱼类，1～2 次动物内脏，每天保持有动物性食品（肉、蛋类）；有绿色和深绿色的蔬菜，也有橙黄色的蔬菜，少量选用白色或浅色蔬菜；增加虾皮、海带、紫菜、菌类以及肉骨（炖时加少量醋，以促使钙的溶解）。主食应粗、细粮搭配，豆、谷类搭配，使 8 种人体必需氨基酸种类齐全，做到蛋白质"互补"。力求食物品种多样化，一周内饭菜花样尽量不要重复。

3. 晚餐要容易消化

由于小学生晚上多在 9～10 点钟才能休息。因此晚餐的热量比例应不少于 30%，与早餐的热量相等。晚餐内容包括主食、肉、菜、粥或汤类，以达到干稀搭配、荤素搭配，但要防止过于油腻，既要营养丰富，又要容易消化。

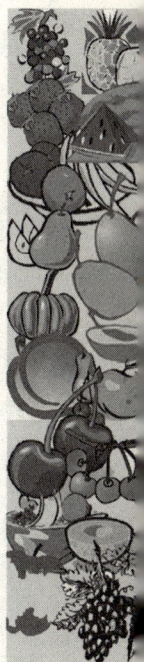

4. 酌配夜餐与课间餐

因为饥饿会影响学习和睡眠质量，所以对小学生有必要酌情增添营养丰富、容易消化、食用方便的食品和饮料作为夜餐或课间餐。可选择如果酱面包、蛋糕、维生素饼干等，同时加汤类或饮料如油茶、藕粉、麦乳精、牛奶、豆浆、鸡蛋汤、莲子羹、银耳羹等。

小学生选食的宜和忌

虽然小学生智能已有所开发，但毕竟还稚嫩，存在好奇、敢尝新等特征，父母要告知他（她）们食物中相关的宜、忌，以免影响营养的正常摄取。

1. 小学生宜选食物

小学生的成长，需要足够的蛋白质，而蛋白质的种类千千万万，但都是由 20 多种氨基酸组成。一般动物性食物中蛋白质含量较高，而且其氨基酸的构成比例适合人体需要，属于优质蛋白质。米、面、豆等植物性食物中的蛋白质，由于氨基酸配比不全，营养价值就不如动物蛋白，但大豆的蛋白质是植物中的优质蛋白质。小学生宜挑选富含优质蛋白质的食物，以动物性食品及干

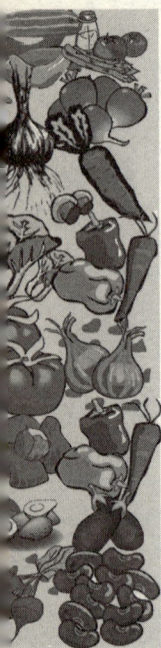

豆类、硬果类为宜。

此外，为了防治缺铁性贫血的产生，在可能的条件下，应适量选用动物肝、肾及红色肉类。还要选用人体吸收和利用率较高的含钙食物，以保障小学生骨骼成长的需要。钙的最好食源应当是乳类、小鱼、虾皮，牦牛骨粉也是良好的钙源。小学生对锌的需求量比较高，选用含锌丰富的食物，以海产品、瘦肉、动物内脏、鱼及硬果类为宜。

维生素A，存在于鱼类肝脏中，黄绿色蔬菜中的胡萝卜素，也能在体内转变为维生素A，应多选用。动物肝、肾、心及奶、蛋中，富含维生素 B_2，绿叶蔬菜和豆类中，其含量也较多，应多选用。维生素C含量高的食物，对于小学生也相当重要，含维生素C较多的食物，以新鲜的蔬菜和水果为主，如番茄、草莓、苹果、卷心菜、菠菜、丝瓜、柑橘、山楂等。

2. 小学生不宜多吃的食品

有些食品能供给人体营养素，有些食品则弊多利少，是不可多吃的，以下分别列出小学生不宜多吃的食品供参考。

（1）**要少吃果冻类食品** 由于果冻类食品五彩缤纷、滑利爽口，故小学生特别喜爱。苟不知这类食品，原是人工制造物，其主要成分是海藻酸钠，在其提取的过程中，经过酸、碱、漂白等处理，许多维生素、矿物质等成分几乎已完全丧失，而海藻酸钠、琼脂等都属于膳食纤维，不易被消化吸收，如果吃得过多，会影响人体对蛋白质、脂肪的消化吸收，也会降低对铁、锌等矿物质的吸收率。果冻中还加入了人工合成色素、食用香精、甜味剂、酸味剂等，对小学生的成长与健康并无益处。

（2）**吃柑、橘当心"橘子病"**　柑、橘含大量维生素C，全身是宝，皮能健脾胃、理气化湿，叶、核能疏肝利气，且味酸甜适口，小学生也非常喜欢吃。然而吃橘子要适可而止，小学生每天以 2～3 个为宜。过多地吃橘子会造成皮肤中胡萝卜素增多，而引起全身皮肤发黄，这叫做"橘子病"，有时还可能出现呕吐、恶心、食欲下降等症状。

（3）**糖类过多也"烦躁"**　糖是身体能量的主要供给者，但也需适当，小学生以每天摄入 15～20 克糖类为宜，过多吃糖类，代谢过程中会产生大量乳酸，可以转化成酮体，从而导致"儿童嗜糖精神烦躁症"。本症的表现为：情绪不稳定，爱哭闹，好发脾气，易冲动，睡眠差，常在梦中惊醒，注意力不集中，学习成绩下降，面色

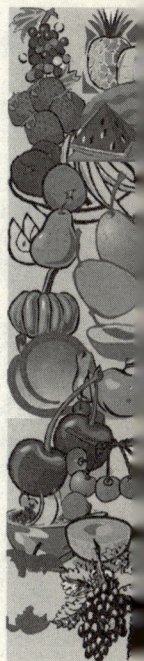

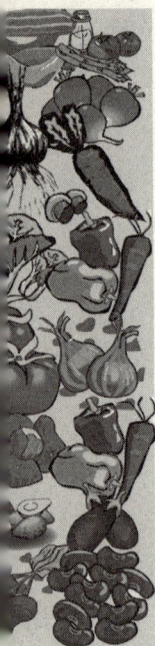

苍白，抵抗力降低，易患感冒、肺炎等病。此外，过多地吃甜食还可引起腹泻、腹胀、厌食、呕吐、消化不良、水肿、肥胖症、糖尿病、心血管疾病、龋齿等。

（4）吃鸡蛋也要注意　鸡蛋的营养丰富。100克鸡蛋中约含 15 克蛋白质，一个鸡蛋大约含有 6 克蛋白质，而且蛋类的蛋白质，是所有含蛋白质的食物中质量最好、生理价值最高的。鸡蛋含有各种人体必需氨基酸，尤其是学生生长发育所必需的组氨酸，在鸡蛋白中有很丰富的含量。鸡蛋的蛋黄中有一定量的脂肪，100 克鸡蛋含脂肪约 11~15 克，其脂肪以不饱和脂肪酸为多，所以容易消化、吸收。还有一种"卵磷脂"的脂肪成分，与脑细胞的功能有关，能增强记忆力，促进思维。鸡蛋中的矿物质，如钙、磷、铁、钾、钠等，都比较丰富，并是维生素 D 的重要来源，还含维生素 A、维生素 B_1、维生素 B_2 等。

鸡蛋的营养分布于蛋清（蛋白）和蛋黄中，所以要得到全面的营养就要吃全鸡蛋。

不过吃蛋也要纠正一些误区：生鸡蛋营养好。有的父母认为生鸡蛋营养好，以为生鸡蛋的蛋清是半流质的，想象中应比煮熟的固体易消化，其实并非如此。生鸡蛋中有一种叫抗胰蛋白酶的物

儿童吃什么
er tong chi shen me

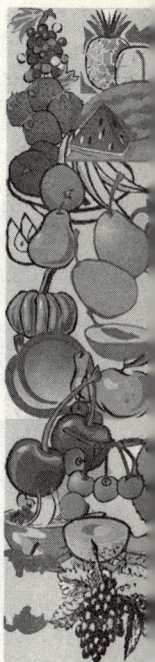

质，它能破坏我们消化液中的胰蛋白酶，而人们对蛋白质的消化正需要这种酶；生鸡蛋还会阻碍某些维生素的吸收；且生鸡蛋还可能有细菌，如果吃了有细菌的生鸡蛋，就有可能发生腹泻或患其他的病。那么，用热牛奶或热豆浆冲鸡蛋行不行？也不行，冲鸡蛋不能保证生鸡蛋中的细菌都被杀灭。

过多地吃鸡蛋也并无好处，小学生每日吃 1～2 个就够了。吃得太多会增加胃肠负担，引起消化不良性腹泻，还可能会引起维生素 K 缺乏症，临床表现为烦躁不安，面色苍白，面部皮疹，嗜睡，毛发脱落等。

(5) **少食可乐型饮料和酸梅粉**　这些食品不能多吃，如果食用太多会引起多动症和溃疡病，因为可乐里含咖啡因。可乐型饮料对小学生的记忆有干扰作用，并可使中枢神经系统兴奋，而发生多动症。而长期食用酸梅粉（晶），会使其胃酸含量增高，胃黏膜屏障被破坏，引发胃及十二指肠溃疡。

(6) **零食多吃有碍健康**　有些小学生特别爱吃零食，而家长也投其所好，其实这对孩子的健康不利。① 人的消化道活动是有一定规律的，不停地给孩子吃零食，会扰乱胃肠道活动的规律，影响正常膳食的吸收。② 零食的甜、酸、咸味，对人的味觉是一种强烈的刺激，常吃零食会使味

中、小学生的健康饮食
zhong、xiao xue sheng de jian kang yin shi

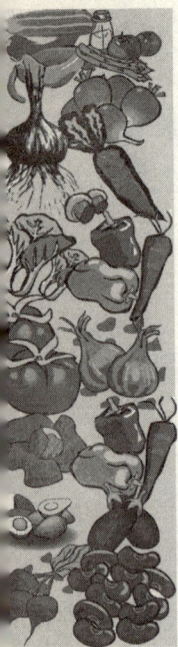

觉敏感度下降。有人曾对一些挑食、偏食、喜欢吃零食的小学生作过测试，发现他们对各种味觉都很迟钝，一般的菜肴不足以引起他们的食欲。要想戒除这些坏习惯，一是除饭后可以吃点糖果、水果以及两餐之间吃少量点心外，尽量不给孩子吃零食；二是尽量把菜肴做得美味可口，以引起孩子的食欲。

3. 小学生食补要适量

小学生处于成长发育时期，合理补充营养，以提供机体和智力发育所需，很有必要，但补不恰当，则适得其反。

（1）**补参害处多** 俗谚"少不食参"，就是指健康的小儿不宜服用人参和含参食品。如果服用反而会削弱免疫力和抗病能力，容易感染疾病，会出现兴奋、激动、易怒、烦躁、失眠等神经系统亢进的症状。人参，可促进人体性腺激素分泌，如长期补参会导致小学生性早熟。服参过多时对心脏也有害，可致心收缩力减弱，血压、血糖降低，严重者还可能危及生命。如果小学生因身体虚弱等需要用参时，须在医生指导下，确定合适剂量，酌情使用。

（2）**补钙过多血压低** 科学研究表明：小学生补钙过量会造成低血压，并使他们日后有罹患

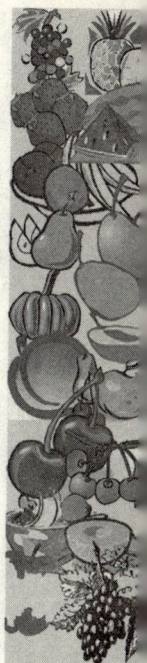

心脏病的危险。如果怀疑有佝偻病或缺钙的小学生，应在医生指导下合理补钙，不可摄入过多。

（3）**补锌过量易中毒** 小学生如果缺锌，常表现为食欲不振、营养不良。但摄入锌过量时，会造成锌中毒，表现为食欲减退、上腹疼痛、精神委靡，甚至造成急性肾功能衰竭。所以小学生补锌一定要在医师检查指导下，确定科学的服用剂量，以确保安全可靠。

（4）**补鱼肝油类过多会致高钙血症** 鱼肝油富含维生素 D、维生素 A。当维生素 D 摄入过量时，小学生机体钙吸收增加，会导致高钙血症，表现为食欲不振，表情淡漠，皮肤干燥，呕吐，多饮多尿，体重减轻等。

中学生的营养与饮食

小学毕业后进入中学，同时也跨入了人体生理发育的重要阶段。在这一时期内，大部分孩子的身高每年要增加 4～6 厘米，有的甚至达 8～10 厘米，体重每年增加 1～2 千克，有的甚至达到 4～5 千克。体内心、脑、肝、肾等各大器官的生长速度也大大加快，功能迅速加强，骨骼生长迅

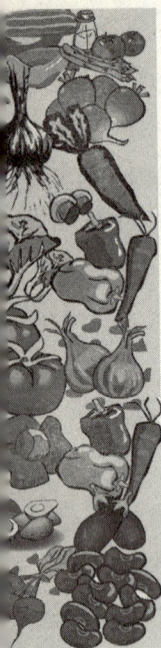

速加快，肌肉细胞数量增加、体积增大，第二性征出现并不断发育完善等。这些均需要有充足而完善的营养，否则就不会有好的身体，而没有好的身体是难以保证学习质量的。因此，中学生时期强调合理膳食很有必要。

营养收支要平衡

中学生处于青春发育期，他们活动量大，学习又紧张，必须保证一日的营养摄入量与消耗量基本平衡。一日三餐应保证有 300～400 克的主食，甚至最好到 500 克，有 100～200 克动物性食品，外加 250 克牛奶，一个鸡蛋，这样既保证了热能的供给，又保证了糖类和蛋白质的供给。每天还应摄入 500 克左右的蔬菜，以补充足量的维生素和矿物质。

营养的均衡，包括质和量的均衡。目前，中、小学生中，"肥胖儿童"指超过标准体重 20%者，约占 5%～8%，而超过标准体重 10%的就更多了。人们都知道，肥胖不属于健康，其主要成因除遗传因素外，饮食不当是重要因素。这与家长的饮食习惯和观念有关，家长应注意调整和合理安排孩子的饮食，肥胖儿童可逐渐减禽或多用蔬菜替

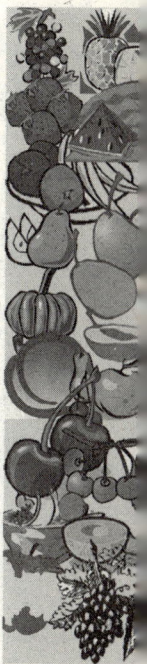

代。营养的适量，主要指每天供应的食品，既要考虑它的营养成分，又要考虑它的数量，过多过少都会影响健康。

营养素要求全面

所谓"全面营养"，就是不偏食，不挑食，多种食品混食，因为每种食品都含有不同的营养成分，偏食、挑食会形成某种营养素的缺乏，从而影响健康。日本的中、小学生，每天大约要吃 34 种食品（包括调料），如今我国的中、小学生每天大概吃 20 多种食品。提倡营养的均衡、全面，并不是要选择价格昂贵的食品，而是在烹调上下功夫。例如，炒青菜时可加入胡萝卜、豆腐干或木耳、香菇、笋片、瘦肉等，这样不仅一般家庭都能承受，而且色、香、味、形齐全，孩子也乐意接受。总之，要因地制宜，选用时令的、物美价廉的主副食品搭配，起到营养互补的作用。

重视维生素和矿物质

为适应旺盛的新陈代谢，满足骨骼、肌肉快速增长的需要，还应重视补充足量的维生素 A、

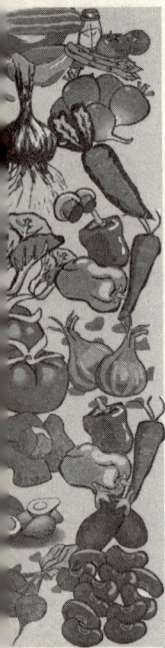

维生素 D 及富含钙、磷、镁等成分的食物，可以经常给孩子吃一些动物肝脏、蛋、牛奶、排骨、豆制品等食物。维持正常代谢和生长，不能缺少各种维生素。例如，维生素 B_1，参与体内的能量代谢，维持并调节植物神经机能，粗、杂粮和酵母中含量较高。维生素 B_2、维生素 C，有维持并保护消化道黏膜的完整性等作用，蔬菜、水果是最好的来源。维生素 A 有防治干眼病、夜盲症、视力减退等作用，常吃些动物肝脏、胡萝卜等食品可得到补充。中学生因生长速度快，机体会出现供不应求的情况，容易出现贫血，特别是中学时期的女孩，大多月经来潮，要丢失部分铁，应多吃些含铁量高的动物性食品，如动物血、肝及肉、蛋等来加以补充。随着中学生一天天的长大，甲状腺机能的加强，需要补充更多的碘，可经常吃些海产品，如海带、紫菜、海虾等含碘量高的食物。而体格发育和性器官的逐渐成熟等都需要锌，动物性食品中含锌较高，每天应当保证摄入一定量的动物性食品。

膳食安排的原则

中学生一直都处在紧张的学习之中，活动量

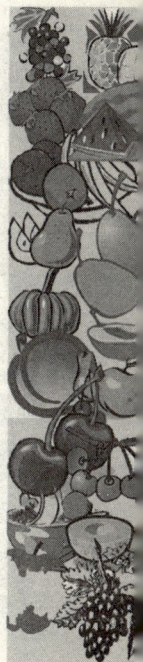

也较大，尤其是处于生长的高峰期，每日的营养素和能量消耗比以前要增加 2 倍多，故对营养的需求增多。一般安排膳食时应注意以下几方面。

1. 饮食尽量多样化

合理营养对青少年的健康成长及学习有着很重要的意义。按营养学要求青少年一日膳食，应该有主食、副食，有荤、有素，尽量做到多样化。合理的主食，是指除大米外，小米粥、燕麦粥、面粉制品（如面条、馒头、包子、馄饨）等。根据营养学家的建议，在主食中可掺食玉米、小米、荞麦、高粱米、甘薯等杂粮。早餐还要饮牛奶或豆浆。

2. 青少年每天必需食物归类

在安排中学生营养时，要求每天摄食下列物品：粮食 300～500 克（男高中生要绝对保证每天有 500 克主食），肉、禽类 100～200 克，豆制品 50～100 克，蛋 50～100 克，蔬菜 350～500 克。另外，还应多吃水果和坚果类食品以及海带、紫菜等海产品，香菇、木耳等菌藻类食物，每周也应选择食用。青少年需要钙较多，应多吃些虾皮、糖醋排骨、油煎小鱼（鱼骨可食）、骨头汤等，通过饮食来补充青少年"日长夜大"的骨骼所需要的钙。

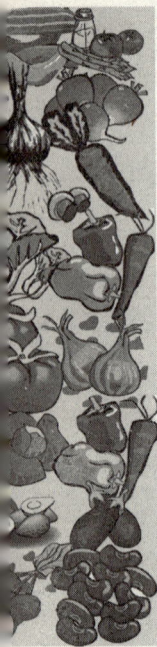

3. 一日三餐要巧妙安排

所谓合理营养，应该符合生理功能和实际需要。所以在总量控制的前提下，还可对三餐作巧妙的安排。早餐要选择热能高的食物，以足够的热能保证上午的活动。有些发达国家很注重早餐，不仅有牛奶、橘汁，还有煎蛋、果酱和面包等食品。午餐既要补充上午的能量消耗，又要为下午的消耗储备能量，因此食品要有丰富的蛋白质和脂肪。至于晚餐，则不宜食用过多的蛋白质和脂肪，以免引起消化不良，影响睡眠。晚餐吃五谷类的食品和清淡的蔬菜较为适宜。

4. 荤素要合理搭配

合理的粮菜混食、荤素搭配，不仅可使人体需要的营养成分齐全，相互得到补充（即营养成分的互补作用），而且食物的多样化还可促进食欲，增进机体对营养的吸收和利用。尤其是荤素的合理配膳，既能使菜肴具有美感，还可以调整口味，提高营养素的实际价值。

中、小学生食谱与营养

针对中、小学生日常所需营养素的情况，从

富含营养素的种类，示例部分食谱，以供选用。

富含蛋白质的营养食谱

蛋白质是建造身体的基本材料，它以不同形式存在于人体各部位和细胞中。人体除去水分外的一半重量是蛋白质，包括调节机体代谢和生理功能的酶和激素，以及能够增强免疫功能的抗体也属于蛋白质。可以说没有蛋白质就没有生命。对于生长旺盛的青少年来说，蛋白质当然就更加重要了。进入青春期，骨骼、肌肉、性腺等机体内部的各组织、器官在快速生长、发育，需要大量的优质蛋白质，若供给不足时，体格、智能的发育都会受到影响。现将富含蛋白质的食谱示例，提供参考。

松子豆腐

配料 豆腐 400 克，松子仁 10 克，香菜末 50 克，盐、糖、葱花、姜末、植物油适量。

制法 将豆腐切成丁，在开水锅内烫一下，捞出；松子仁，用刀剁碎。炒锅置火上，放油烧热，投入葱花、姜末煸出香味，放高汤和松子仁，再加入盐、糖、豆腐，烧开，用文火烧至入味，

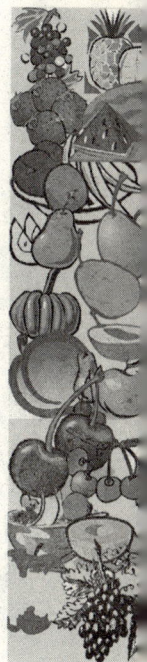

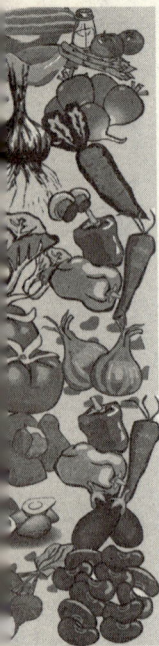

豆腐涨起后，盛入盘中，撒上洗净的香菜末即可。

功能 健脑益智，美容驻颜。此膳味咸稍甜，鲜美可口，有松子之香。豆腐营养丰富，含多种营养素，豆类食品能健脑，松子仁所含脂肪为不饱和脂肪酸，也是健脑美容食品。

牛奶菜心

配料 白菜心 750 克，水发冬菇 25 克，净冬笋 25 克，生鸡脯肉 30 克，虾仁 50 克，鲜牛奶 150 克，鸡汤 750 克，精盐 3 克，味精 2 克，料酒 10 克，水淀粉 10 克，植物油适量。

制法 在白菜心根部，横竖剞 4 刀，成"井"字形，深度为 5 厘米，并用粗线将菜心上端扎紧；冬菇、冬笋、鸡脯肉，分别收拾干净，切成 5 厘米长的薄片。炒锅置火上，放入植物油，烧至 4 成热，放入菜心至半熟离火，用漏勺捞起沥油。取 1 个大沙锅，用竹篾垫底，放入大白菜心，倒入鸡汤，加入精盐、味精、料酒，上旺火烧沸，再转用微火焖熟离火，捞出菜心，拆去粗线，横放在盘中。炒锅置火上，放入色拉油，烧至 5 成热，下冬笋片、冬菇片、虾仁、鸡脯肉片，滑熟，捞出沥油。将沙锅内的原汤滗入炒锅烧沸，下入虾仁、冬笋、冬菇、鸡脯肉，加精盐、牛奶，沸 3

分钟，用水淀粉勾芡，淋少许熟油，浇在盛菜心的盘内，拌匀即成。

功能　降脂健身，美容益智。本膳色彩缤纷，滑润鲜美，富含蛋白质，肥而不腻。

红菱鸽脯

配料　净乳鸽肉 150 克，菱角肉 125 克，姜末、蒜茸、精盐各适量。

制法　将乳鸽肉，用刀背拍匀后，剁为正方形件，用精盐 1 茶匙拌匀，拍上干淀粉。炒锅内放油，烧至 4 成热，将乳鸽件放入加重炸，倾在笊篱里，滤去余油。把锅放回炉上，菱肉入锅煸炒后，将姜末、蒜茸、炸过的乳鸽件，放在锅中搅匀，加入绍酒，注入高汤，用精盐 1 茶匙，至菱肉熟，加入味精调味，并用深色酱油将其调成金红色泽，即可装盆。

功能　健脾和胃，补肾益脑。本膳色泽金红，味美而醇，含碳水化合物及蛋白质较丰富。

红烧牛蛙

配料　斩净牛蛙 500 克，蒜头（切去头尾）50 克，湿冬菇丁 50 克，肥瘦肉丁 50 克，红辣椒丁 20 克，生抽 10 克，精盐 5 克，味精 5 克，湿生

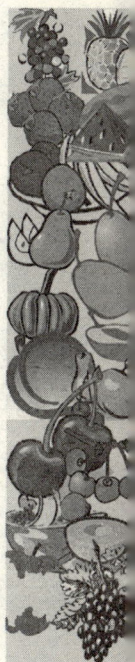

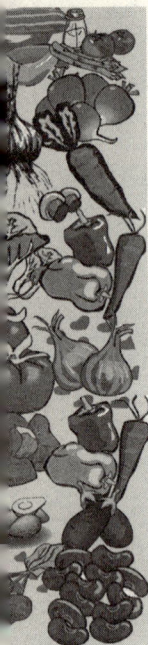

粉 30 克，糖少许。

制法　先将牛蛙，加入生抽 10 克、湿生粉 25 克拌匀。锅置火上下油，炸蒜头呈金黄色，捞起。留底油入牛蛙略炸，倒回笊篱。锅热投入肉丁、冬菇丁、红辣椒丁炒香，加绍酒、牛蛙、蒜头，加上汤、精盐、糖、味精，同煮至将近收汁时，用湿淀粉勾芡，起锅。

功能　益肾健脾，利湿和胃。本膳色红润、味鲜美，能降脂健身，益智补脑，对促进中、小学生的消化功能有益。

海参粥

配料　水发海参 50 克，大米 100 克。

制法　将大米、海参洗净，放入锅内，加水后煮沸，改用小火煮粥，米烂粥稠，即可食用。

功能　益气健脾，补肾填髓。本膳营养丰富，所用海参，能补肾填精髓；大米，甘平，健脾和胃，生津滋液。

富含维生素 A 的营养食谱

维生素 A 能维持人体细胞的完整性，参与合成能增强夜间视物能力的物质。如果维生素 A 缺

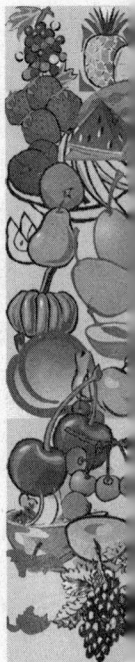

乏，孩子的视力就会受到影响，轻者表现为眼睛干涩，重则视物不清，尤其是夜晚看不清东西，严重者甚至失明。另外，还可见指甲出现凹陷线纹、皮肤瘙痒、脱皮、粗糙发干，眼睛多泪，视物模糊，夜盲症，干眼炎，脱发，记忆力衰退等。鳗鱼、比目鱼、鲨鱼、鱼肝油、鸡羊牛猪的肝脏、蛋黄、奶油、乳酪、柑橘、大枣、白薯、胡萝卜、香菜、韭菜、荠菜、菠菜、黄花菜、莴笋叶、西红柿、豆角类等食物，含维生素 A 比较丰富，其中鸡肝含量较高。营养食谱示例如下，以供参考。

三色豆腐羹

配料　豆腐 400 克，荠菜 150 克，火腿末 25 克，植物油、盐、水淀粉、姜末、葱花各适量。

制法　豆腐切成半寸见方的丁，放入开水中，焯一下，捞出，用冷水淋一下，沥干水分。荠菜，择选干净，用开水焯一下，用冷水凉透，沥干水分，剁成细末。油锅上火，烧 7 成热，放入葱花、姜末，倒入荠菜末，煸炒，放入豆腐、水、盐、味精，煮沸后，用湿淀粉勾芡，撒上火腿丝，即可装盆，食用。

功能　和中健脾，降脂益智。本膳色艳味美，滑嫩可口，含维生素 A 及蛋白质，是十分可口的

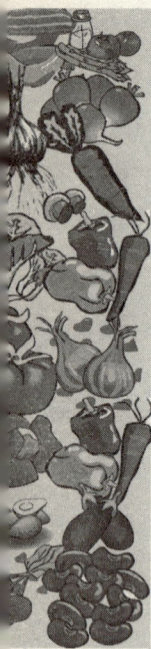

一道菜肴。

韭菜炒虾丝

配料 鲜大虾肉 300 克，鲜韭菜 150 克，植物油 20 克，香油 5 克，酱油 5 克，精盐 3 克，味精 3 克，料酒 5 克，葱 20 克，姜 10 克，高汤 30 克。

制法 将虾肉洗净，沥干水分，从脊背片开，不要片断，抽去虾肠，摊开切成细丝。把韭菜洗净，沥干水分，切成 2 厘米长的段；葱，洗净切丝；姜，去皮洗净，切丝。炒锅上火，放入植物油烧热，下葱、姜丝，炝锅，炸出香味后，下入虾丝煸炒 2～3 分钟，烹入料酒，加入酱油、精盐、高汤，稍炒，放入韭菜段，用急火炒 4～5 分钟，淋入香油，加入味精，盛盘内，即成。

功能 补肾温阳，益智健脾。本膳香嫩可口，味美开胃。虾含蛋白质、维生素 A、钙、磷等营养成分；韭菜，含水量纤维素，维生素 A 含量也很丰富。

甜椒里脊片

配料 猪里脊肉 200 克，大甜椒 100 克，植物油 30 克，味精、葱末、姜末、精盐、味精、水淀粉各适量。

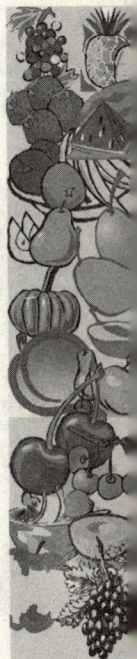

制法　将甜椒去蒂、去籽，洗净，切成片；猪肉，洗净，切成3厘米长、2厘米宽、0.3厘米厚的薄片，放入碗内，加入精盐、水淀粉拌匀，备用。炒锅上火，放入植物油烧热，下入猪肉片，用中火炒至肉变色时，盛入盘中；随即将甜椒片、葱末、姜末放入锅内，略炒几下后，再将肉片倒入，加料酒拌炒，加入精盐、味精、水，翻炒均匀，淀粉勾芡，出锅装盆，即成。

功能　补养肝肾，美容降脂。本膳用猪里脊，含铁、维生素A、维生素B族及蛋白质、氨基酸等；柿子椒，维生素A、维生素C的含量很高。菜色艳丽，美味爽口。

胡萝卜扁豆红枣汤

配料　胡萝卜100克，白扁豆20克，红枣6枚。

制法　将胡萝卜、白扁豆、红枣分别洗净。胡萝卜，削皮后切成1厘米见方的丁，与白扁豆、红枣同放入沙锅中，加水适量，大火煮开后，改用小火煨煮，至白扁豆酥烂，汤稍稠时，即成。可作甜食，也可加盐调味。

功能　健脾和胃，养肝补血。本膳含维生素A较丰富，扁豆含蛋白质、淀粉、钙、镁等营养

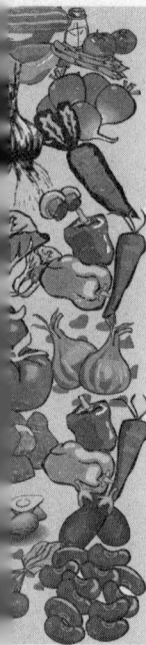

成分。

西兰花炒面

配料 西兰花1株，火腿肉片100克，意大利面（或鸡蛋挂面）300克，鸡蛋1个，奶酪粉5大勺，冰淇淋粉1/2杯。

制法 鸡蛋、奶酪粉、冰淇淋粉，混合搅拌均匀。将西兰花切成大小相同的块，煮熟；热水中加少许盐，将意大利面煮熟。锅中倒入少许油，将火腿肉片、西兰花、意大利面，一起略炒。将炒好后的面放入混合的鸡蛋糊中，搅拌混匀，即可。

功能 健脾补肾，益脑增智。本膳五彩缤纷，香肥不腻，营养丰富，颇有欧式风味。

富含维生素B的营养食谱

维生素B是一大类结构不同、性质各异的营养素，它们一起参与体内的各种代谢活动。维生素B不能在体内合成，而必须从天然食物中摄取。若食物中供给不足，就会出现某种维生素B缺乏症。维生素B族有维生素B_1、维生素B_2、维生素B_3、维生素B_4、维生素B_6、维生素B_{12}等。如

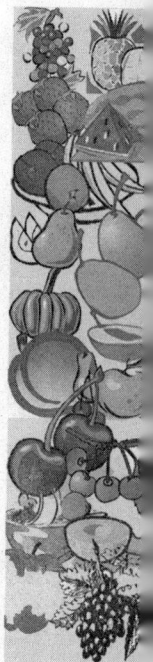

果缺乏维生素 B_1，会患脚气病，还会出现消化不良，气色不佳，对声音过敏，小腿偶有痛楚，大便秘结，厌食，严重时呕吐、四肢浮肿等症状。要注意多吃猪肉、动物肝肾、全脂奶粉、小米、玉米、豆类、花生、果仁、南瓜、丝瓜、杨梅、紫菜等含维生素 B_1 较多的食物，其中花生米含维生素 B_1 最多。缺乏维生素 B_2，会出现口角溃烂，鼻腔红肿，失眠，头痛，精神倦怠，眼睛怕光，眼角膜发炎，皮肤多油质，头皮屑增多，手心、脚心有烧热感等。要多吃动物肝和心、鸡肉、蛋类、牛奶、大豆、黑木耳、青菜等含维生素 B_2 较高的食物，动物肝脏中的羊肝在食物中含维生素 B_2 居首。缺乏维生素 B_3、维生素 B_4 等，会导致舌头肿痛、口臭、白细胞减少等。应多吃瘦肉、牛肝等食物。缺乏维生素 B_6，会使口唇和舌头肿痛、黏膜干涸，肌肉痉挛，孕妇过度恶心、呕吐，宜多吃土豆、南瓜、啤酒等食物。缺乏维生素 B_{12}，会导致皮肤粗糙，毛发稀黄，食欲不振，呕吐，腹泻，手指脚趾常有麻刺感，宜多吃鱼虾、禽类、蛋类及各种动物肝脏等食物。现将富含维生素 B 的营养食谱示例于下，以供参考。

韭菜仙人掌炒羊肾

配料 仙人掌 300 克，韭黄 200 克，羊肾 2

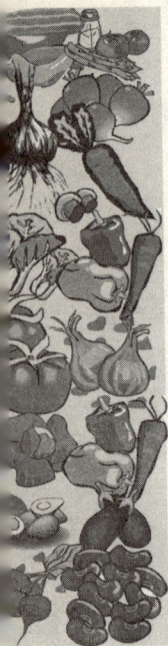

个，盐 5 克，料酒 3 克，味精 3 克，色拉油 5 克。

制法　韭黄，洗净切段；仙人掌，切条，加盐渍一下；羊肾，洗净，去筋膜切长块。勺内放底油，烧热，下入羊肾块，炒 2 分钟，加调料后，放入仙人掌、韭黄炒熟，即成。

功能　补肾壮阳，美容驻颜。本膳滑脆爽口，味鲜色艳，并富含维生素 B 族。

咖喱牛肉土豆

配料　牛肉 500 克，土豆 150 克，植物油、咖喱粉、葱、姜、盐、酱油各适量。

制法　把牛肉洗净，切成 4 厘米宽的方块；土豆，洗净去皮，切成方块；把咖喱粉、酱油调好待用。将炒锅上火，放油烧热，把葱段、姜片放入煸炒，再把牛肉块放入，炒至牛肉变色，加入盐、酱油和少量水煮开，再用温火炖至牛肉块熟烂时，加入土豆块，等快熟烂时，放入调好的咖喱粉，即成。

功能　健脾温胃，益肾补气。本膳香醇美味，色彩诱人，含多种 B 族维生素、碳水化合物、蛋白质、氨基酸、钙、锌、磷、镁等营养成分，对孩子的成长有益。

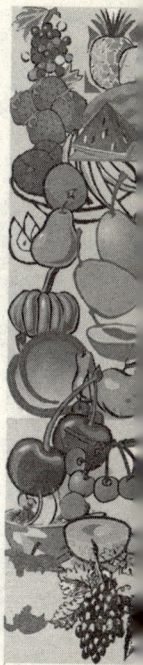

炒木樨肉

配料　猪肉 250 克，鸡蛋 2 个，木耳 25 克，黄花菜 25 克，油菜 150 克，酱油、糖、葱、盐各适量，湿淀粉 10 克。

制法　猪肉，切成细丝，用淀粉、酱油拌匀；锅上火放油少许，烧热，放入肉丝炒熟，出锅备用。热油锅内，下鸡蛋和盐炒熟，出锅备用。将发好的木耳和黄花菜，切小块，用热油锅炒片刻后，加入酱油、糖、油菜和炒好的肉、蛋，加水少许，煮沸 5 分钟，最后加葱花，湿淀粉勾薄芡，搅匀即可，出锅装盆。

功能　疏肝和脾，养血补肾。本膳味鲜美而营养丰富，黑木耳含维生素 B_1、维生素 B_2、维生素 B_6 等。

软炸鸭肝

配料　鸭肝 250 克，鸡蛋清 2 个，面包渣 100 克，植物油、盐、水淀粉各适量。

制法　鸭肝，洗净，切成薄片，放在碗里，加盐腌渍 15 分钟。蛋清打碎成蛋糊，将鸭肝一片片地挂匀蛋糊，底部沾上一层面包渣。炒锅上火放油，烧至六七成热，将挂糊沾上面包渣的鸭肝

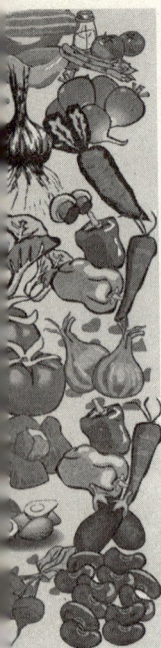

下入油锅（面包渣一面朝下），用小火炸 3 分钟，炸至底部发黄变脆，上部嫩熟乳白时，捞出沥油，放在盘内，即可。

功能　补肝益肾，和胃健脾。本膳外脆内软，营养丰富，富含蛋白质、维生素 B 族、钙、磷、铁等。

鸡丁烧鲜贝

配料　鸡脯肉 150 克，鲜贝 125 克，冬笋 15 克，水发香菇 15 克，鸡蛋清 1 个，淀粉 40 克，植物油、料酒、味精、盐、葱、姜、高汤各适量。

制法　将鸡脯肉洗净，切成 1 厘米见方左右的丁；鸡蛋清，磕入碗内，加入淀粉 35 克和少许水，调成稠糊，将鸡丁放入，捏均匀挂糊。将鲜贝洗净，大个的切开，小个的不动，放入沸水锅中焯一下，捞出，控干水。将冬笋、香菇洗净，分别切成 1 厘米见方的丁。葱剥去老皮，切成葱花；姜，洗净，切成丝。锅置火上，倒入植物油，烧至 5 成热时，把挂糊的鸡丁下入，滑至 8 成熟时，捞出，控净油。将锅内的油倒出，留少许油，置火上，加入葱花、姜丝炝锅，再放入冬笋、香菇、鲜贝，翻炒几遍后，再放入盐、料酒、高汤，烧沸后，下入鸡丁，翻炒，待汤汁不多时，用水

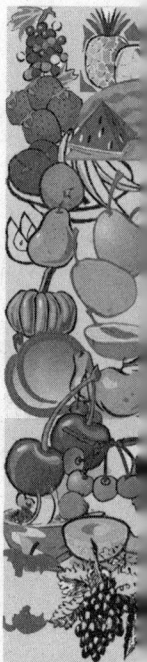

淀粉勾芡,放入味精调和,起锅装盘,即可食用。

功能 补肝养血,益肾填精。本膳用鸡肉,含蛋白质、氨基酸、维生素 B 族;鲜贝,营养丰富,为高蛋白食物,含维生素 B_1、维生素 B_2、钙、磷等。

富含维生素 C 的营养食谱

缺乏维生素 C 时,会导致骨质疏松和牙釉质变化,伤口也难愈合,牙龈出血,舌头有深痕,不能适应环境变化,易患感冒,微血管脆性增加易破裂,严重的会出现败血症。应多吃鲜枣、山楂、柑橘、猕猴桃、柿子、芒果、黄瓜、白萝卜、丝瓜、西红柿、菠菜、香菜、韭菜、黄豆芽等含维生素 C 较丰富的食物,其中鲜枣在果类中含维生素 C 最高。

熘豆芽

配料 豆芽 250 克,干红辣椒 4 个,葱丝、盐、味精、醋、料酒、植物油适量。

制法 炒锅放火上下油,烧热后入干红辣椒丝和葱丝炝锅,下入绿豆芽,烹入料酒,下盐、味精、醋,翻炒即可。

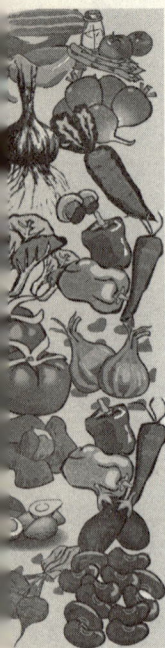

功能 养血和血，滋阴平肝。本膳脆嫩可口，营养丰富，豆芽含维生素 C 较多。

炝芹菜

配料 鲜嫩芹菜 750 克，姜末 10 克，精盐 15 克，味精 5 克，椒油 25 克，陈醋 10 克。

制法 将鲜芹菜摘去叶和根，洗净，直刀切成 8 分长段（粗根可劈成两半），放进开水锅中氽熟，捞出，用凉水冲冷，控干，再用精盐、味精、醋拌匀，盛盘，放上姜末，倒上加热的椒油炝味，即可。

功能 降脂减肥，舒肝顺气。本膳色艳、脆嫩、味美，芹菜，含大量维生素 C、纤维素。

柿子椒炒金针菇

配料 柿子椒 250 克，金针菇 200 克，植物油、盐、葱花、姜末各适量。

制法 将柿子椒择洗干净，切成丝；金针菇，择洗干净，切成段。炒锅上火加油，烧热，放入葱花、姜末，再将柿子椒丝、金针菇下油锅，急火快炒，加盐、味精炒熟，出锅装盆，即可。

功能 疏肝理气，温中健脾。本膳色彩美丽，香脆微辣，含维生素 C 较丰富。

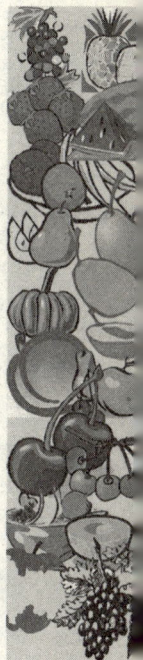

奶油番茄

配料 番茄 250 克，鸡油 10 克，味精 3 克，精盐 2 克，鲜牛奶 100 克，湿淀粉 15 克。

制法 将番茄洗净，去蒂，放入开水锅中烫一下，取出剥皮，切成块；把牛奶、味精、精盐、淀粉放入碗内，调成稠汁。炒锅置火上，放入 150 克凉水烧开，倒入番茄块，煮沸后再倒入调好的稠汁，不断转动炒锅，待芡汁浓时，淋上鸡油，出锅，即成。

功能 养血调肝，益智健脑。本膳鲜嫩色艳，味醇爽口，含维生素 A、维生素 B、维生素 C、钙、磷、锌等营养成分。

红甜椒莲藕

配料 白嫩莲藕 20 克，红柿子椒 25 克，白糖 20 克，生姜 10 克，香油 10 克，醋、精盐各适量。

制法 将生姜洗净，切成细丝；藕，洗净，削去边皮，顶刀切成很薄的片，且不散开，装入盘中，放入精盐，加入凉开水约 300 克，浸泡使其软化，放入盘中摆开成形；红柿子椒去蒂、去籽，洗净切丝，放在盛藕盘中。将白糖、醋、姜

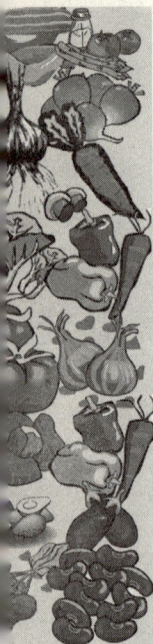

丝，撒在藕片和柿子椒丝上，腌一段时间，淋上香油，拌匀即可食用。

功能　养血和胃，健脾升清。本膳用甜椒，含维生素 A、维生素 C、维生素 B 等；莲藕，含铁、钙、锌、镁等。此菜爽脆可口，味美鲜嫩。

富含维生素 D 的营养食谱

缺乏维生素 D 时，会患佝偻病、软化病，头部常多汗，宜多选用的食物有虾、蛋黄、奶制品、蘑菇、茄子等。可选的营养食谱示例于下。

凤眼鹌鹑蛋

配料　鹌鹑蛋 6 只，虾仁 150 克，肥膘 25 克，咸方面包 1 只，红甜椒半匙，鸡蛋清 1 个，细盐半匙，味精 3 克，葱姜汁适量，辣酱油 5 克，番茄沙司 20 克。

制法　将虾仁和猪肥，斩成细泥放碗中，加鸡蛋清、黄酒、味精、细盐，搅拌上劲，再挤成 12 只小虾丸。把咸面包修切成厚 6～7 厘米、长 6 厘米、中间宽 3 厘米，两头尖的椭圆形片，共切 11 片。然后把虾丸分别涂刮在面包片的一面，再把煮熟、剥壳、对剖开的半只鹌鹑蛋，掀在上面，

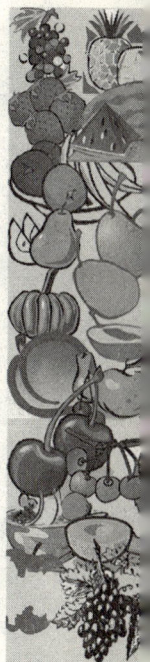

并用刮披把鹌鹑蛋四周的虾泥涂得光滑，再分别把切成细末的红辣椒丝和香菜末粘贴在两头，成为凰眼鹌鹑蛋生坯。烧热炒锅，放油烧至五六成热时，将生坯放入油内微炸，不时地翻动，使其受热均匀，色泽一致，待面包呈金黄色时，即可捞出装盘。食用时，带辣酱油、番茄沙司各 1 小碟，则一菜可得三味。

功能　健脑益智，补肾壮阳。本膳匠心别具，香脆味美，营养丰富，并能激发食欲，既可作点心，也能佐餐。

鱼香肉丝

配料　精肉 300 克，茭白 1 根，鸡蛋 1 个，葱、姜和蒜泥少量，料酒 5 克，豆瓣酱 10 克，盐 3 克，酱油 5 克，米醋 15 克，糖 15 克，味精 3 克，淀粉 15 克，色拉油 20 克。

制法　把精肉切成 7 厘米长、0.2 厘米粗细的丝，用料酒、盐、蛋清、淀粉上浆，茭白也同样切丝，焯水，清水过凉，沥干水分待用。另将酱油、糖、米醋、味精、水淀粉，调成兑汁的芡。锅置火上烧热放油，至 6 成热，肉丝倒入后划散，变色捞出，留底油，入香葱、姜、蒜、豆瓣酱，炒出红油，将茭白丝下锅略炒，肉丝回锅，同时

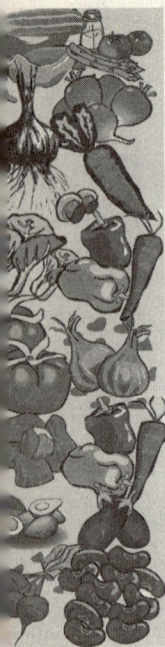

将兑好的荥汁倒入，翻炒几下，浇上香油，起锅装盆即可。

功能　补肾健脾，降脂养血。本膳色红味醇，肥嫩不腻，营养丰富，能促进食欲，可为中、小学生开胃之食品。

双色花蛋

配料　鸡蛋2个，皮蛋（松花蛋）3只，香菜叶少许，红樱桃1个，酱油1匙，米醋半匙，麻油1匙，姜末少许。

制法　将鸡蛋煮熟，剥皮，将1只蛋切成六瓣，另一只蛋用小刀沿蛋的腰圆周，剖锯齿形花刀，每刀的刀尖都剖向圆心，剖完1周后，即可将其分为两半，成为两朵"齿轮花"。把松花蛋煮10分钟，或蒸15分钟，使其全部凝固，用冷水激凉后，剥去皮，每只切8瓣，将每两瓣对起来，再在上面立放1瓣，如此3瓣为1组，共饰5组，在盘中圈成1圈，剩下的在每组之间以反扣的方式插放。将鸡蛋瓣从盘中心向外摆好，再放几片香菜叶，最后放上"齿轮花"，花芯处放红樱桃。食用时撒上姜末，用调味品兑成"三合油"浇在蛋上，即可。

功能　健脾和胃，美容驻颜。本膳菜形美观，

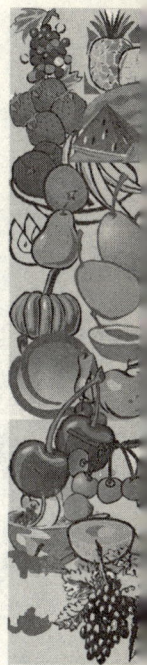

营养丰富，有丰富的蛋白质、卵磷脂、钙、锌、铜等成分。

柠檬乳鸽汤

配料　瘦乳鸽 2 只，排骨 200 克，柠檬半个（青柠檬或黄柠檬均可），生姜 5 克，盐适量。

制法　柠檬，洗净，切片去核。乳鸽，宰杀，去内脏及脚，洗净。排骨，切作块。将乳鸽、排骨，同放入开水中，煮 5 分钟，捞起，洗净。清水适量加煲内，放入乳鸽、排骨、姜，高温使沸，改用低火煲 3 小时，下柠檬片，再煲 10 分钟，下盐调味。

功能　益智健脑，补肾壮骨。本膳含多种氨基酸、蛋白质、维生素 D、维生素 C、钙、磷、铁等营养成分。

冬瓜蛋花汤

配料　冬瓜 200 克，鸡蛋 2 个，植物油、精盐、味精各适量。

制法　将冬瓜去皮、瓤，切成菱形小块；鸡蛋，磕入碗中，搅匀待用。将植物油放入锅内，热后下冬瓜片，煸炒后加入鸡汤，烧开，慢慢倒入鸡蛋液，加入精盐、味精，调味后，盛入盆内，

179

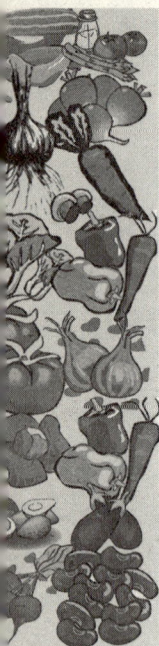

即成。

功能 利湿降脂，健脾和胃。本膳清淡爽口，营养丰富，含蛋白质、钙、磷、多种维生素。

富含维生素E的营养食谱

缺乏维生素E，会使肌肉萎缩，头皮干痒，头发分叉，易出虚汗，性机能低下，女子痛经。此时宜多吃畜肉、蛋类、奶及其制品、花生油、玉米油、芝麻油等食物。

牛奶枣粥

配料 大米100克，牛奶400克，红枣20克，红糖20克。

制法 将大米淘洗干净；红枣去核，洗净。锅置火上，放入清水约1000克，用旺火烧开，加入大米，烧开后，改用文火煮20分钟，米烂粥稠时，加入红枣、牛奶、红糖，再用小火煮10分钟，即成。

功能 和胃健脾，生津滋阴。本膳营养丰富，为蛋白互补之剂，能增加多种维生素、蛋白质等。

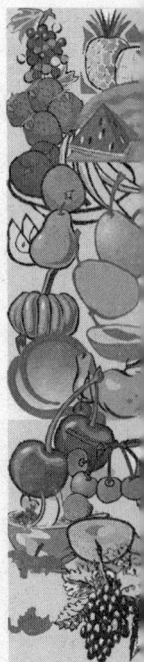

雪里红蛋羹

配料 鸡蛋4个，雪里红100克，虾皮30克，精盐、味精、胡椒粉、香油各适量。

制法 把雪里红放清水中浸泡，洗净；取出挤干水分，切成细末；虾皮，洗净剁碎。鸡蛋，磕入碗内，加入少许精盐、胡椒粉打碎，再加入适量清水调匀，然后把雪里红末、虾皮末，放入拌匀，放入蒸锅内，用旺火蒸15分钟，取出，淋入香油，加入味精，即成。

功能 补益脾肾，降脂轻身。本膳除含有蛋白质、氨基酸、多种维生素外，并有纤维素，故能降脂减肥。

金针乌鸡汤

配料 净乌鸡750克，金针菜100克，葱、姜、料酒、精盐、味精各适量。

制法 将乌鸡洗净，切成块，放入沙锅，加入葱、姜、料酒、烧沸后，加入金针菜。改用小火煨，至鸡肉熟烂，加入精盐、味精调味，即可。

功能 疏肝理气，健脾补肾。本膳含多种必需氨基酸、蛋白质、多种维生素。

181

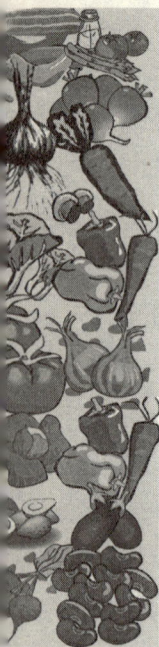

银耳鸽蛋糊

配料 银耳 6 克，鸽蛋 12 个，核桃仁 15 克，荸荠粉 60 克，白糖 150 克。

制法 银耳，以常法处理，加清水 90 克，上蒸笼蒸 1 小时，取出备用。取大碗 1 个，放少许冷水，磕入鸽蛋，连水一起倒入温水锅中，煮成嫩鸽蛋，捞入冷水内；另取碗 1 个，放入荸荠粉加清水 30 克调成粉浆。核桃仁，用温水泡半小时，剥皮，沥干水分，用油炸酥，切碎成米粒状。铝锅内加水 600 克，放入蒸银耳的汁，倒荸荠粉浆，加白糖、核桃仁，搅匀成核桃糊，盛入汤盘内；将银耳镶在核桃的周转处；将 12 个鸽蛋用沸水汆一下，再镶在银耳的周围，即成。

功能 平补肺肾，利湿化浊。本膳滑润爽口，富含蛋白质、多种维生素。

羊奶炖猪蹄

配料 猪蹄 500 克，羊奶 250 克，精盐 20 克。

制法 将猪蹄除净毛，洗净，切成两半。锅置火上，加入适量清水，旺火煮沸，放入猪蹄，锅加盖，改用文火将猪蹄炖烂，加入羊奶、精盐，煮沸后，即可食用。

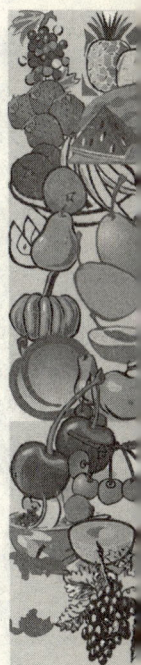

功能 和胃养阴，养血濡筋。本膳肥而不腻，补而勿滞，营养丰富，口味纯正，能补充人体必需氨基酸。

富含钙的营养食谱

钙是建造骨骼和牙齿的重要成分，青春期骨骼发育迅速，需要补充大量的钙。如果缺钙会使生长变慢，还会影响到成年期的骨质密度和骨骼健康。因此，中、小学生应注意多吃含钙丰富的食物如奶类、大豆类食品及虾皮、骨头等。含钙丰富的营养食谱示例于下，以供参考。

鲜蘑炒扁豆

配料 鲜口蘑100克，鲜嫩扁豆200克，植物油15克，酱油15克，精盐3克。

制法 将扁豆择掉两头的尖，撕去筋，用清水洗净；鲜口蘑，去根蒂，洗净，切成小丁。炒锅上火，放入植物油烧热，下扁豆煸炒透，再下口蘑丁，加入酱油、精盐、水、味精调好味，用旺火快炒，熟后出锅装盆，即可食用。

功能 和胃健脾，除湿清暑。本膳所用扁豆，100克中含8毫克钙，蛋白质2.7克，配以蘑菇，

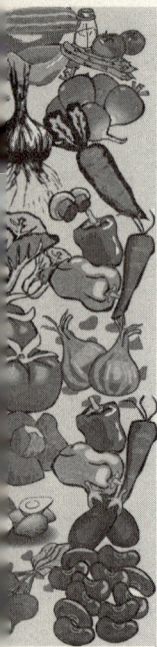

有丰富氨基酸，故营养丰富，色艳味美。

木耳炒黄瓜

配料 泡发黑木耳 180 克，虾仁 20 克，黄瓜 80 克，黄花菜 50 克，葱段、姜丝、味精、精盐、植物油、香油、清汤各适量。

制法 将泡发的黑木耳，去蒂，洗净，沥干水分；虾仁，用冷水泡软，洗净；黄瓜，洗净后切成薄片。炒锅用旺火烧热，加入植物油至 6 成热，下黑木耳、黄花菜、虾仁煸炒，加入精盐、清汤，烧开后加入黄瓜片、葱段、姜丝、味精，再沸后淋上香油，出锅倒入汤盆，即成。

功能 补肾温阳，舒肝利湿。本膳营养丰富，肝肾并补，理气渗湿，且色彩鲜艳，能促进食欲。

松子核桃瘦肉汤

配料 瘦肉 250 克，松子仁、核桃仁、花生米各 30 克，调味品适量。

制法 瘦肉，洗净，切块；松子仁、核桃仁、花生米，分别洗净。全部用料放入锅内，加水适量，大火煮沸后，改文火煲 1～2 小时，调味后，食用。

功能 补肾坚骨，安神宁心。本膳用猪肉、

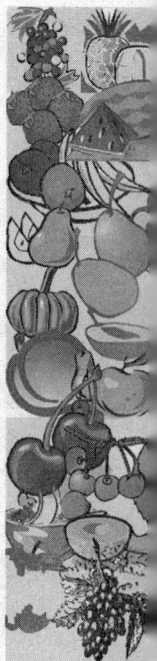

核桃仁，含大量钙、铁等成分；松子仁，宁心神、润脾阴；花生米，含水量亚油酸、亚麻酸，能益智健脑。

小米绿豆粥

配料 小米 150 克，绿豆 50 克。

制法 将小米、绿豆，分别去杂，用冷水淘洗干净。锅置火上，加水适量，先放入绿豆，烧沸煮熟，再放入小米，用中火煮至豆酥米烂成黏粥，出锅，即成，分次频饮。

功能 和胃利水，清暑解毒。本膳用小米，含脂肪、蛋白质、维生素 B 族，能和胃安神；绿豆，含水量蛋白质、钙、磷、锌等多种元素，能清暑解毒。

海米紫菜蛋汤

配料 紫菜 15 克，海米 10 克，香菜 15 克，鸡蛋 1 个，植物油、精盐、葱各适量。

制法 将海米用开水泡软；鸡蛋液，磕入碗内搅匀；香菜，择洗干净，切成小段；葱，切花；紫菜，撕碎，放入汤碗内。炒锅上火，放入植物油，烧热，下入葱花炝锅，加入适量清水，放入海米，用小火煮片刻，放入精盐，淋入鸡蛋

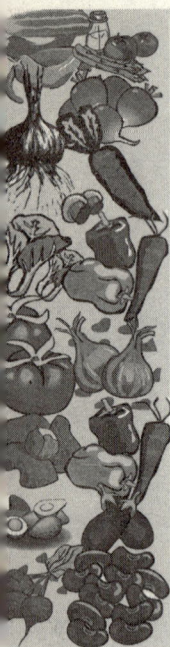

液，放入香菜段，倒入盛有紫菜的汤碗内，即成。

功能　补肾坚骨，轻身健体。本膳所用海米，含蛋白质、钙、磷、碘等人体必需微量元素；紫菜，含钙、磷、钾、氨基酸和多种维生素等。

富含铁的营养食谱

铁，对孩子的成长极为重要，它是血红蛋白和肌红蛋白的重要成分，还担负着各组织的氧气运输任务，是造血的原料。缺铁可导致贫血，还会使机体抵抗力下降，对学习和智力也有影响。中、小学生缺铁性贫血发病率较高，青春期少女因月经来潮失血，更容易发生贫血。因此，中、小学生应注意多吃些含铁丰富、且铁吸收利用率高的食物，同时补充维生素 C，以促进铁的吸收。含铁丰富的食物有猪肝、猪肾、猪血、猪肚、猪瘦肉、牛肝、羊肝、鸡肝、蛋黄、芝麻酱、黑木耳、河蟹、鱼类、苋菜、黄豆、豆制品、黑豆、芹菜、白菜、海带、香菇、田螺、雪里红、香菜、菠菜、荠菜、香蕉、桃、柑橘、柚子、红枣、桂圆、樱桃以及米、麦等。但要记住，动物肝脏小儿不宜多吃。营养食谱示例供参考。

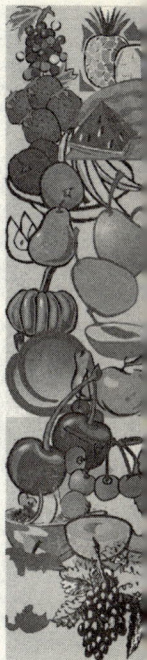

碎菜牛肉

配料　牛瘦肉 150 克，胡萝卜 75 克，葱头 75 克，西红柿 150 克，黄油 40 克。

制法　将牛肉洗净，放入开水中煮透，切碎。胡萝卜，切碎，用开水煮软。葱头、西红柿，分别收拾干净，切碎。锅上火，放入黄油烧热，然后放入葱头，搅拌均匀稍炒，再将胡萝卜末、西红柿及碎牛肉放入黄油锅内，用微火煮烂，出锅即可。

功能　补肝养血，益肾健骨。牛肉，每 100 克含铁 0.9 毫克，还含有丰富的蛋白质、脂肪等，有补肝肾、益气血、强筋健骨、长肌肉的功效，很有益于儿童生长发育。

肉末拌芹菜

配料　猪瘦肉 250 克，芹菜 100 克，食用植物油 5 克，酱油 8 克，精盐 5 克，料酒 8 克，葱末、姜末各少许。

制法　将猪肉洗净，剁碎成末。芹菜，择洗干净，切成碎末，用开水焯一下。炒锅置火上加油，至 6 成热，下肉末、芹菜末，加入盐、味精，炒熟即成。

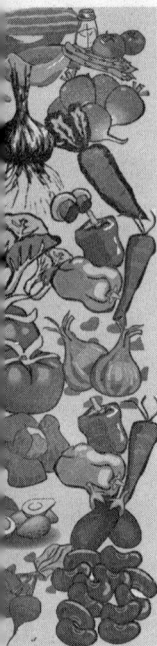

功能 补益气血，降脂舒肝。本膳猪肉，含蛋白质、铁；芹菜也富含水量铁，每100克芹菜，含水量铁8.5毫克。

红白豆腐

配料 豆腐250克，鸡血豆腐100克，油菜50克，香菜25克，花生油50克，酱油10克，盐3克，葱花8克，花椒水10克，味精3克，湿淀粉15克，鲜汤适量。

制法 将白豆腐、鸡血豆腐，分别切成1厘米见方的小丁，放入开水中浸烫一下，取出，控去水分；油菜，择洗干净，切成小段；香菜，洗净，切末。锅置火上，放入花生油，烧至七八成热，用葱花炝锅，出香味后，烹入酱油，加鲜汤、盐、油菜段，烧开后，放入白豆腐丁、鸡血豆腐丁，改用小火烧5～7分钟，加入味精、花椒水，用湿淀粉勾芡，撒上香菜末，即成。

功能 补血养血，和胃清热。本膳红白分明，软嫩滑润，富含蛋白质、铁、钙、磷等营养成分。

鱼香海带

配料 水发海带200克，精盐2克，葱末5克，白糖15克，姜末10克，酱油5克，蒜泥5

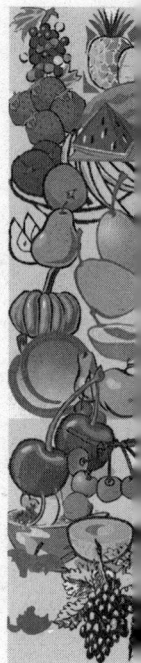

克，醋 10 克，泡辣椒末 5 克，味精 3 克，豆瓣辣
酱 5 克，黄酒 10 克，湿淀粉 5 克，食油 60 克。

制法　将海带洗净，切成丝。取小碗一只，
放入白糖、精盐、酱油、醋、黄酒、味精、湿淀
粉和水 25 克，调成卤汁。锅放炉火上，放入食油
烧热，投入葱末、姜末、蒜泥、豆瓣辣酱、泡辣
椒末，煸炒，待炒出香味时，加入海带丝，翻炒，
并将碗中调好的卤汁倒在海带上，炒拌均匀，
即成。

功能　降压降脂，健脾轻身。本膳嫩脆可口，
酱味浓郁，营养丰富，含铁、钙、碘、磷等元素。

核桃鸡花

配料　鸡脯肉 250 克，核桃仁 100 克，辣椒、
蛋清 1 个，鸡汤、葱、姜、白糖、盐、淀粉、酱
油、花生油各适量。

制法　将鸡脯肉洗净，切成一寸见方块；核
桃仁，用热水浸泡，剥去外皮；辣椒，切成小片；
用鸡汤、葱、姜、白糖、盐、酱油兑成汁。炒锅
上火，放油烧至 4 成热，把鸡肉用蛋清、淀粉上
浆，放入油锅中滑炒一下，捞出，沥油。锅留底
油，烧热煸炒辣椒片，倒入滑过的鸡肉、核桃仁，
再倒入兑好的汁，翻炒均匀，烧开即成。

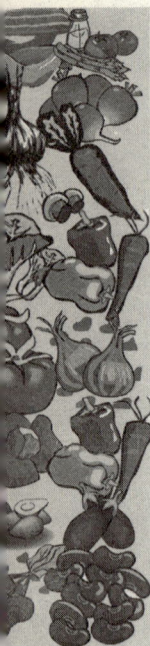

功能 温肾补肝，养血填精。本膳香脆滑嫩，营养丰富，含卵磷脂、蛋白质、维生素、铁、钙等。

富含锌的营养食谱

锌，虽为微量元素，但参与机体很重要的生理功能，与蛋白质、核酸及 50 多种酶的合成有关，对儿童的生长发育起着重要作用。

锌可促进小儿生长发育与组织再生，比如与细胞生长、分裂和分化等各过程都有关。锌，还能构成一种含锌蛋白——唾液蛋白，而对味觉食欲起促进作用，同时由于其参与维生素 A 的还原酶和视黄醇结合蛋白的合成，对视觉也起到很重要的作用。锌，还可以改善机体的免疫功能，增强机体的抵抗力，并能保护皮肤健康。

缺锌可出现食欲不振与味沉减退，可能会出现喜欢吃泥土、石子、纸张等症状，被称为"异食癖"。小儿正在生长发育旺盛期，如果缺锌，会引起生长发育停滞，身材矮小，形同侏儒。青少年缺锌，可能出现性发育迟缓，性成熟延迟，性器官幼稚型，性功能下降，精子减少，第二性征发育不全，月经不正常或停经。此外，缺锌的孩

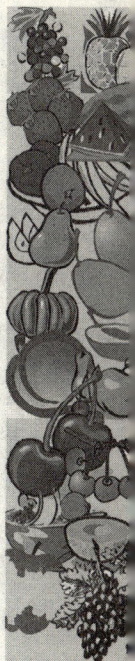

子还可出现贫血，伤口愈合缓慢，皮肤粗糙，肢皮炎，抗感染力下降等症状。

婴儿每日需锌量为 3～5 毫克，幼儿为 10 毫克。含锌丰富的食物有肉、肝、蛋和海产品，其次是乳类、豆类及蔬菜。海洋中的牡蛎，锌含量最高，每 100 克含锌量可达 148.6 毫克。其次，还有小麦芽每 100 克含锌 15.4 毫克，牛肉每 100 克含锌 6 毫克，茶叶每 100 克含锌 5.4 毫克，猪肉每 100 克含锌 3.8 毫克，干酪每 100 克含锌 4 毫克，花生酱每 100 克含锌 2.9 毫克，鸡肉每 100 克含锌 2.8 毫克，面粉每 100 克含锌 2.4 毫克。以下含锌营养食谱示例供参考。

银杏鲜贝

配料 鲜贝 150 克，白果 15 克，鸡蛋（用蛋清）1 个，黄酒 5 克，葱姜汁、细盐、味精各适量，生粉、麻油各少许，葱段 15 克。

制法 将鲜贝，用葱姜汁、清水浸泡 1 小时（以去腥且吸水后质地更细嫩），然后沥干水，用燥布吸干表面水分，加细盐、味精、半个蛋清、干生粉，拌匀上浆，放在低温处涨 1 小时。将白果，壳敲碎，除去，放入热油锅炸熟，呈翠绿色，半透明时，捞出，剥去薄衣，擦净或洗净，待用。

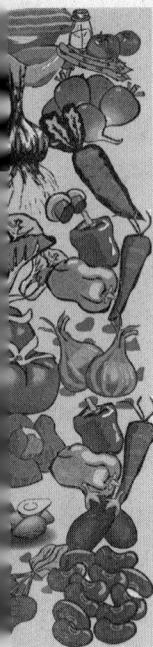

烧热锅，用冷油滑锅后倒出，加猪油，烧至油3成热时，把上浆鲜贝投入划散，至变色，即将白果仁放入，炒匀，一起倒出沥油。原锅内留少许油，放葱段煸香，烹入黄酒，加鲜汤2匙及细盐、味精，烧沸后，下湿生粉勾芡，再放入鲜贝和白果仁，翻炒均匀，淋上麻油增香，即成。

功能 强精补肾，补气活血。本膳用鲜贝，营养丰富，含锌、钙、磷等，配银杏肉，可清心化浊。此菜味美鲜嫩，脆鲜爽口。

拌蛤蜊

配料 蛤蜊肉150克，青笋200克，香油、蒜泥、醋、盐各适量。

制法 将鲜蛤蜊浸养，使之吐净泥沙后，用刀从开口处撬开，剥去壳，取出蛤蜊肉，消除肉头，片去黑心，用盐水洗净，从中间片为两片，每片成薄片，在开水锅中焯烫2分钟，焯的时间不要太长，但要烫熟，捞出，用凉开水过凉，沥去水。青笋，去皮，洗净切成薄片，也用开水烫熟。把焯烫的笋片放在盘中垫底，上面整齐地排放蛤蜊肉片，用香油、蒜泥、醋、盐调成的酸辣汁，浇上，即成，吃时拌匀。

功能 滋润肌肤，清心明目。本膳所用蛤蜊，

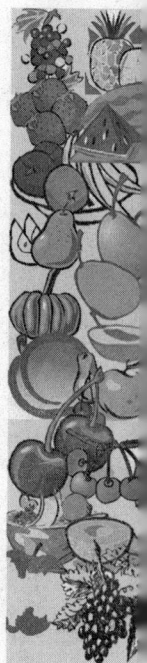

含维生素 A、尼克酸、蛋白质、锌、铁、钙等营养素，且鲜美适口，肉质细嫩，软糯味醇。

番茄酿肉

配料 番茄 100 克（2 个），猪肉末 50 克，绿叶蔬菜 50 克，植物油 5 克，淀粉 10 克，精盐 5 克，姜汁 3 克，葱花 5 克。

制法 先把两个番茄洗净，挖去茄蒂，拿出籽和心（留下待用）。再将肉末和适量的淀粉、姜汁、葱花和少量水搅匀，装入番茄中，放在笼屉中蒸 10 分钟左右，拿出。再把绿叶菜洗净，切成块，锅内加油烧热，菜入锅内炒熟，加入挖出的番茄汁，倒入盘底铺平。把蒸好的番茄放青菜上，即可食用。

功能 滋阴清热，补肾养血。本膳所用番茄，含多种维生素、钙、磷、锌、硒等；猪肉，含蛋白质、铁、锌、钙等。此菜色艳味美，口味纯正，营养全面。

一品鲜贝

配料 鲜贝 500 克，面粉 5 克，色拉油 20 克，生姜水 10 克，料酒 15 克，盐 5 克，味精 3 克，湿淀粉 10 克，蛋清 6 个，火腿 50 克，生菜 25 克。

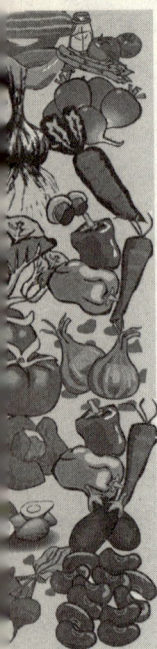

制法 鲜贝，洗净，控水，剁成泥茸，加生姜水，调成稠糊状，搅上劲，入盐、味精、料酒、3个蛋清调匀，再加入色拉油及淀粉搅拌均匀，待用。将调制好的鲜贝泥，放入大盘内摊平，盘四周用一张油纸抹上少许油，上蒸锅蒸10分钟，取出。3个鸡蛋清，打入盘中，搅拌起泡后，加入面粉调匀。将蒸好的鲜贝换盘，抹蛋泡糊，用火腿、生菜叶，组成图案，入蒸锅蒸1分钟后，取出。炒勺内倒入鸡汤，加入生姜水、盐，烧开，放入湿淀粉勾芡，浇在鲜贝上，即成。

功能 滋阴润肺，益气养血。本膳含蛋白质、维生素 E、维生素 B_1、铁、锌等营养成分。制法独特，鲜脆可口。

烩海蛎

配料 海蛎肉300克，水发木耳30克，青笋50克，植物油、酱油、盐、葱、姜、鸡汤适量。

制法 将海蛎肉择洗干净，大的切开，放入开水锅中烫至7成熟，捞出沥水，放在碗内；水发木耳，洗净掰开；青笋，削去皮，洗净切片，放在开水锅中焯熟，沥水，放在海蛎肉碗内；葱、姜，洗净，切成末。炒锅上火，放入鸡汤、酱油、盐,烧开,调匀成味汁,将海蛎肉、木耳、青笋,倒入锅内,撒上葱、姜末,加盖稍焖片刻,拌匀后装盘,即可。

功能 滋阴养血,安神益智。本膳用牡蛎肉,含蛋白质、多种维生素、多种微量元素,营养特别丰富,而且蛎肉,味鲜软糯,适口开胃,能促进小儿食欲,食用时宜稍加米醋。

富含磷的营养食谱

磷,也是构成骨骼及牙齿的主要成分。骨骼中的磷占人体磷的 70%,其余分布在细胞和体液中。磷又是体内代谢必不可少的物质。如果小儿缺磷,也会发生佝偻病及牙齿发育不良、心律不齐、手足抽搐、血凝不正常、流血不止等症。磷存在于乳类、肉类、鱼类、豆类、谷类等大量食物中,含钙丰富的食物一般含磷也较多。常见食物中磷的主要来源有:瘦猪肉、瘦牛肉、瘦羊肉、羊肝、猪肝、牛奶、奶粉、鸡蛋黄、鲤鱼、鲫鱼、虾米、虾皮、禽肉、全谷粉、大豆、花生米、核桃仁、西瓜子等。还有一点家长们要注意,小儿是不可以多吃动物肝脏的。含磷的营养食谱示例供参考。

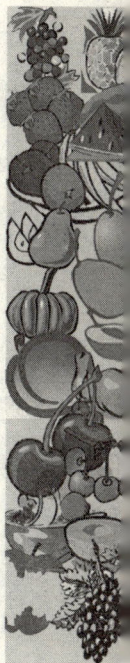

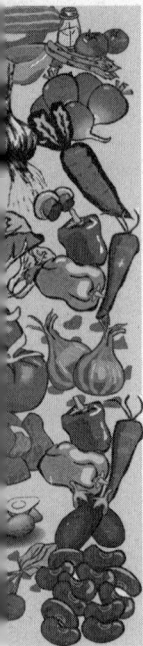

杏仁鸭块

配料 熟鸭肉 400 克，杏仁 25 克，栗子 100 克，红枣 4 个，花生油、葱段、姜片、酱油、盐、糖、花生酱各适量。

制法 将熟鸭肉放在蒸锅上再蒸一下，切成 4 厘米见方块；栗子，洗净，在外壳弓面上用刀切"十"字口，放入开水锅中煮开，捞出，趁热时剥去壳，放在盘内，上屉用旺火蒸 10 分钟，至软烂时取出；杏仁用水和适量盐泡软，搓去皮，晾干，放到 5 成热油锅中炸呈金黄色，捞出，沥油，碾成碎粒。炒锅上火放油，烧至七八成热，放入葱段、姜片，煸出香味，再下鸭块炒 2 分钟，盖上锅盖焖一下，再加入酱油、盐、糖、红枣（用温水泡开）、适量高汤和水，没过鸭块，用旺火烧开，撇去浮沫，再用小火焖 30 分钟，使鸭块入味，加入栗子，再用旺火烧 10 分钟，下花生酱一匙，拌匀，出锅装盘，将栗子装在盘底，鸭块装在上面，撒上杏仁粒，即成。

功能 补肾健脾，清肺化痰。本膳用鸭肉，含蛋白质、钙、磷、维生素 B 等，能健脾利水；栗子，含碳水化合物、多种维生素、脂肪等，有补肾坚骨的作用；杏仁，润肺化痰。此菜营养丰

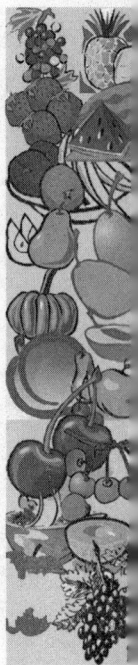

富，味道醇厚，有三脏并调之功。

炸牛排

配料 牛里脊肉 800 克，白芝麻 20 克，鸡蛋 50 克，辣酱油 25 克，盐 4 克，味精 2 克，面粉 15 克，熟花生油 500 克（实耗 30 克）。

制法 将牛里脊肉去筋膜，切成长 13 厘米、宽 8 厘米、厚 6 毫米的块，用刀面拍一拍，每块相距 6 毫米剞一刀，放入瓷盆内，加入盐、味精稍渍，入味。再将 50 克鸡蛋打匀，把渍过的牛排，蘸上面粉，蘸上蛋液，放在盛有芝麻的盘内，使牛排两面均粘上芝麻，待炸。炒锅烧热，放入熟花生油，烧至 6 成热时，逐块下牛排，约炸 2 分钟，将牛排翻身，再炸 1 分钟左右，使呈金黄色时，用漏勺捞起，控干油，每块切成 6 小块。食用时，随带一小碟酱油蘸食，即可。

功能 健脾补肾，养血利湿。本膳香脆软嫩，营养丰富，含蛋白质、钙、磷、多种维生素。

炒三丝

配料 芹菜丝 200 克，瘦猪肉丝 50 克，千张丝 50 克，酱油 10 克，植物油 10 克，精盐 3 克，葱丝 5 克，姜丝 5 克。

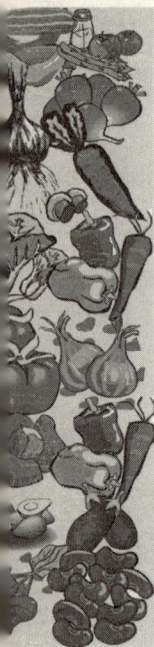

制法 先将瘦猪肉自横断面切成细丝，用团粉、适量酱油、料酒调汁拌好。待油锅热后，放入肉丝，用旺火快炒，至 8 成熟时去火，倒出待用。再用油锅炒芹菜、千张丝，至 8 成熟时，放入已炒的肉丝及余下的酱油、料酒，用旺火炒熟，即可装盘，食用。

功能 降脂轻身，养血化浊。本膳用芹菜，含钙、磷及维生素 C、纤维素等；千张，是豆制品的一种，含蛋白质、磷等；瘦猪肉，含铁、锌、磷等。

炝羊肉

配料 瘦羊肉 200 克，西红柿 50 克，柿椒 50 克，粉丝 25 克，胡萝卜 25 克，葱头 25 克，蛋清 1 个，植物油、香油、淀粉、姜、盐各适量。

制法 西红柿、柿椒、胡萝卜、葱头，分别洗净，并切成片。粉丝，用开水泡发。羊肉，洗净，切成片，放入碗内，加入盐、蛋清、淀粉，拌匀上浆，用温油在油锅内滑透，捞出沥干油。炒锅上火，锅底油烧热，放入姜末炝锅，加入葱头、胡萝卜煸炒后，放入羊肉片、西红柿、柿椒、粉丝，再加入盐，煸炒熟后，淋入香油，即成。

功能 温补气血，养肝益智。本膳色、香、味俱佳，营养丰富，含钙、磷、铁及多种维生素、

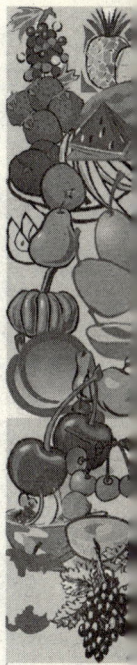

蛋白质、氨基酸，能经常食用，对儿童的生长发育有所助益。

肉菜油豆腐

配料 瘦猪肉 50 克，油豆腐 50 克，白菜 100 克，黑木耳少许，酱油 25 克，植物油 10 克，葱花 3 克，姜末 5 克，精盐 2 克。

制法 把肉、油豆腐，切成片，浸泡在部分酱油内，5 分钟后拿出，同葱花、姜末一起，放入到烧至 7 成热的油锅内，炒熟起锅待用。再把洗好的白菜切片，放油锅内煸透，把肉片、油豆腐片、水发黑木耳，以及余下的酱油一并放入，加少许水炒热，起锅装盘，即可上桌食用。

功能 补肾养肝，和胃降脂。本膳色美味纯，含多种人体必需氨基酸、蛋白质、维生素及钙、磷、铁等营养成分。

中、小学生常见病的食疗防治

中、小学生时期，相对于幼儿期疾病要少，身体健康状况也有所提高，但由于活动多，耗能会增加，而且对某些流行病增添了接触、感染的

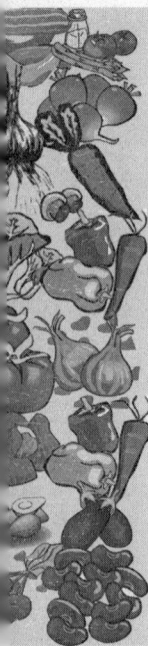

机会，故对在这一时期中较多见的贫血、流感和流行性腮腺炎的饮食防治简述于下。

贫血

中、小学时期的孩子，常出现缺铁性贫血，临床表现为面色苍白，头目昏眩，懒言乏力，心悸气短等。铁是组成红细胞中血红蛋白的重要成分，红细胞携带氧气及二氧化碳的功能，就是要依靠铁来完成的。假如食物中长期缺铁，就会引起缺铁性贫血。其实，铁的食源是很广泛的，瘦肉、蛋黄、鱼类、母乳等，都含有丰富的铁；而植物性食品中，大枣、坚果类（核桃、花生米）、山楂、樱桃、草莓等也都含较多的铁。

其次，铜是必需的微量元素，在人体内是以铜酶的形式，参与机体一系列复杂的生化过程。它参与血红细胞中铜蛋白的组成，与微量元素铁有相互依赖的关系，是体内铁元素吸收、利用、运转及红细胞生成等生理代谢的催化剂。此外，铜还参与造血和铁的代谢过程，如果缺少铜，会导致造血机能发生障碍，即使机体内有充足的铁，也会引起贫血。因此，饮食中还需要吃含铜丰富的食物，如鱼、牡蛎、芸豆、金针菜、蛋黄、大

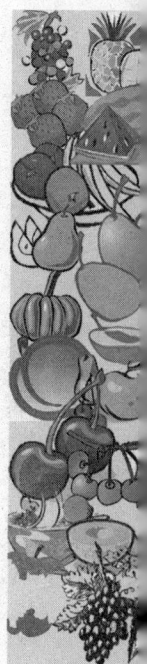

豆、核桃、花生、葵花子、芝麻、蘑菇、菠菜、杏仁、茄子、稻米、牛奶等。

叶酸、维生素 B_{12} 及维生素 C，虽然不是构成血细胞的成分，但血细胞离开这些物质就不能成熟，这些营养素缺少时，会影响造血功能甚至引起贫血。新鲜蔬菜（特别是绿叶蔬菜）及水果中，叶酸及维生素 C 含量非常丰富；肉类、鱼、糙米等食物中，维生 B_{12} 含量丰富。

蛋白质也是造血的重要原料。中、小学生一般每天需要摄入 50～60 克蛋白质。如果摄入量不够，也极易产生贫血。因此，适当食用一些奶及奶制品、蛋类及瘦肉等是有益的。本病食疗防治的营养组合应考虑上述营养素和食物。

红烧鲤鱼

配料 鲤鱼 300 克，春笋片 50 克，绍酒 15 克，酱油 25 克，精盐 3 克，白糖 10 克，味精 2 克，黄韭芽 25 克，水淀粉 15 克，香麻油 5 克，植物油 20 克。

制法 宰杀鲤鱼，去鳞、腮及内杂。炒锅置旺火上，下植物油烧热，投入鲤鱼，两面煎成淡黄色时，加绍酒、酱油、盐、白糖及沸水 150 克左右，盖上锅盖烧 5 分钟左右，视鱼眼珠突出即

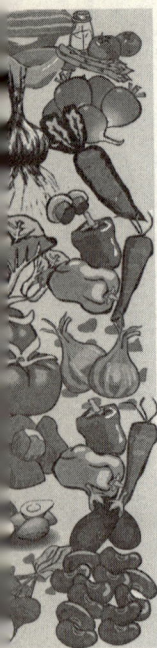

熟，再加味精、黄韭芽（切成段），下水淀粉淋匀，使卤汁黏稠，再淋入香油后翻身，装入大鱼盘中，即可食用。

功能　养血滋阴，健脾和胃。本膳用鲤鱼，含蛋白质、钙、磷、铁、维生素 B_{12}、维生素 C 等。菜品味醇色浓，鲜嫩可口。

木耳红枣汤

配料　木耳 25 克，红枣 15 个，红糖少许。

制法　将木耳用温水泡发，洗干净；红枣，去核，洗净。木耳、红糖、红枣，放在沙锅内，加入适量水，上火煎煮，分次饮用。

功能　补肾养肝，益胃健脾。本膳用木耳，营养价值极高，每百克干品中，含蛋白质 10.6 克，含钙 357 克，磷 201 毫克，铜 0.32 毫克，铁 185 毫克。含铁量高是黑木耳的一大特点，比肉类高 100 倍，具有养血活血功效。红枣，富含维生素 C 及优质蛋白质、铁、钙等，具有补中益气、养胃健脾、养血安神的作用。儿童经常食之可以防治贫血。

鸡汤粥

配料　母鸡 1 只，粳米 100 克。

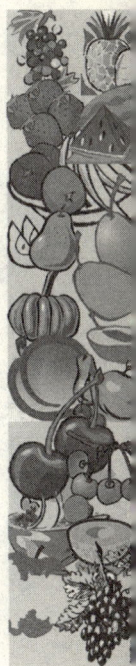

制法 将母鸡宰杀，去毛，去内脏，剖洗干净，加适量清水煎煮成浓汤，备用；粳米，淘洗干净。取原汁鸡汤 100 克，粳米，加适量清水煮粥，先大火煮沸，再改用文火熬煮，至粥熟烂，即可食用。

功能 补肝养胃，补血益气。本膳用鸡汤，含蛋白质、铁、氨基酸等；大米，和胃健脾，含碳水化合物、维生素 B_1、维生素 B_2、蛋白质等。

冬瓜火腿夹

配料 净冬瓜肉 300 克，火腿肉 50 克，上汤 300 克，精盐、味精各适量。

制法 将冬瓜改切长条蝶形，成"双飞"件，共 6～8 件；火腿肉切成长方形薄片 6～8 片。先将冬瓜件用滚水焯过，再用冷水浸凉，然后把火腿片夹在冬瓜件内，用瓦盆码好，加精盐、味精、上汤，入笼蒸至瓜熟烂，倒出上汤，覆盖在碟中。再将原汤烧滚，加入精盐、味精，拌匀后淋入碟中，便成。

功能 健脾利水，和胃养血。冬瓜，和脾胃、利湿浊；火腿，含铁、钙、镁等元素，能养血补血。

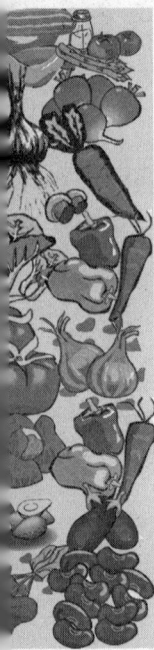

藕片汤

配料　生藕 400 克，干冬菇 10 克，猪肉 100 克，色拉油 10 克，细盐 4 克，白糖 10 克，料酒、味精、葱末、姜丝各适量。

制法　将猪肉洗净，切成薄片，放入大碗内，用葱末、姜丝、料酒、少许细盐和汁浸泡 5 分钟后，洗净。冬菇，用温水浸泡，洗净（泡冬菇的水去掉泥沙留用）。藕，洗净削皮，切成象眼片。汤锅置火上，放入油烧热，先将洗净的猪肉片煸炒片刻，然后，注入清水 1000 克，同时加入藕片、冬菇、料酒、糖，煮 5 分钟后（藕片此时已煮熟），放细盐、味精调味，起锅，盛入汤碗内即成。

功能　补血益气，健脾顺气。本膳用猪肉，含水量蛋白质、铁、磷等；冬菇，含大量氨基酸、蛋白质、维生素 B_{12}、维生素 B_1 等；藕，含铁、铜、钙、锌非常丰富。

流行性感冒

流行性感冒，是一种由流感病毒引起的急性传染病。流感病毒存在于病人的口、鼻等分泌物中，经飞沫传播，传染性很强。中、小学生常由于相互接触而传染得病，而在受凉、疲劳、精神刺激后，机体抵抗力减低时更容易发病。所以"流感"是儿童的常见病，中医认为儿童脏腑未充，尤其容易患病，而且对身体健康的影响较大，往往容易反复发作。所以在治疗的同时，应加强饮食调理，而起到辅助治疗的作用。小儿患病时，宜吃清淡、易消化、水分多的食物，如绿叶蔬菜、米汤、水果汁等，多吃萝卜、白菜、豆腐、番茄、百合等，对缓解病情和早日康复有益。

萝卜生姜汁

配料 鲜萝卜250克，生姜15克。

制法 将萝卜、生姜，洗净。萝卜，连皮，生姜，刮皮，两者均切碎捣烂，用干净纱布绞汁，分次慢慢咽服。

功能 止咳化痰，散寒和中。本膳用萝卜，味辛、甘，性凉，能凉血止血、化痰止咳、利小便解毒。其醇提取物对革兰阳性细菌有较强的抑制作用；水浸剂对多种皮肤真菌有抑制作用。生姜辛温，能散寒和胃。此汁能祛寒疏风、解毒消肿，可用于风寒感冒、咽喉肿痛、声哑者。

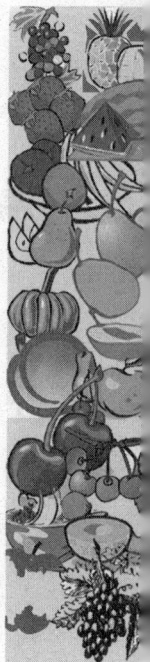

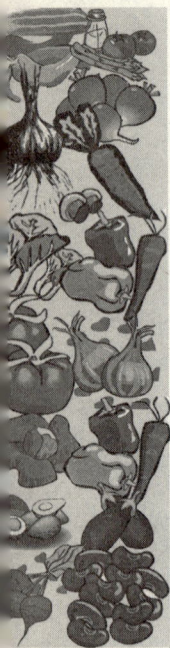

银花绿豆汤

配料　金银花 15 克，绿豆 30 克，冰糖适量。

制法　先将绿豆洗净，加水煮烂。金银花，另锅加水 500 毫升，煮 30 分钟，取汁去渣后，与绿豆共煮沸，加入冰糖，分次饮食。

功能　清热解暑，辛凉解表。本膳用银花，清热解表；绿豆，清暑利湿。

豆腐葱花汤

配料　豆腐 2 块，葱 20 克，姜片、酱油、香油、味精、色拉油各少许。

制法　将豆腐切成小块或条，放清水中浸泡半小时；葱，洗净，切碎。炒锅上火，放入色拉油，下豆腐稍熬，加入适量清水、姜片、酱油，煮沸后再煮 20 分钟，放入葱花，烧开后加味精调味，淋上香油，即可食用。

功能　辛温解表，散寒发汗。本膳用豆腐，营养丰富，有"植物肉"之称，其蛋白质消化率高，最宜病人佐餐用。其味甘，性微寒，能补脾益胃，清热润燥，利小便，解热毒。葱，辛温，有发汗解毒的作用。此汤有散寒清热、解肿痛的功效，可用于治疗小儿外感风寒，内有胃热，咽

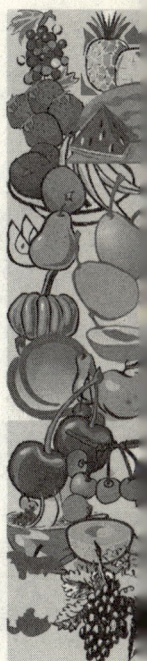

痛、声音嘶哑等症。

姜糖紫苏饮

配料 生姜3克，苏叶6克，红糖15克。

制法 生姜，洗净，切细丝；苏叶，洗净。将生姜丝、苏叶一同放入茶杯内，加沸开水冲泡5～10分钟，加入红糖搅匀，即可趁热饮用。

功能 疏风散寒，暖胃和中。本膳用生姜，辛温散寒；苏叶，疏风解表；红糖，和胃暖中。

薄荷粥

配料 薄荷叶3克，粳米50克。

制法 将薄荷叶洗净，用水煎取汁，滤去渣，取汁用。锅置火上，放入适量水，下淘洗干净的粳米，先用旺火烧沸，后用文火煮粥，待粥临熟时，兑入薄荷汁，再煮沸即成。

功能 辛凉解表，消风散热。本膳用薄荷，辛能发散，凉能清利，专于消风散热；粳米，和胃滋阴。此粥治风热外感有效。

流行性腮腺炎

流行性腮腺炎，亦叫"痄腮"、"大嘴巴"，中

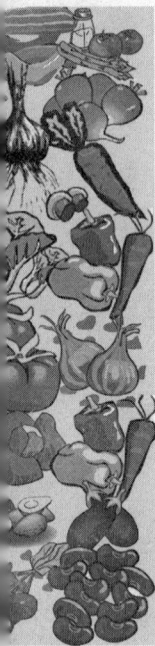

医称"蛤蟆瘟",是一种由病毒引起的儿童常见急性传染病。此病以发热、耳下腮部肿胀疼痛为主要症状,患病后可有终身免疫。腮腺炎好发于冬春季节,患儿在饮食调理上应注意以下几点:① 忌食用酸性食物,以免增加腮腺分泌,而加剧疼痛。② 忌食鱼、虾、蟹等发物,忌食辛辣及肥甘厚味等助湿生热之品。③ 宜多饮温开水、淡盐水,保持充足的水分供应,以尽快促进腮腺管口炎症消失;多吃流汁或半流食,如面条、稀粥、软饭、肉末、水果泥或汁等。尤其宜多食用清热解毒作用的食物,如绿豆、赤小豆、藕粉、白菜、萝卜、鲜黄花菜汤、马齿苋、苦瓜、黄瓜等。防治本病的营养食谱示例如下,供参考。

银翘粥

配料 鲜银花 30～50 克（干品 15～30 克），粳米 20 克,连翘 10 克,冰糖适量。

制法 将银花、连翘,放入锅内,加水 1500 毫升,煮取汁 500 毫升,去渣;粳米,淘洗干净。锅置火上,放入适量清水、粳米,煮粥将熟时,入药汁煮至稠,加入冰糖调味,即可饮用。

功能 清热解毒,和胃养阴。本膳用银花、连翘,辛凉,清热解毒;粳米,和胃气,滋胃阴。

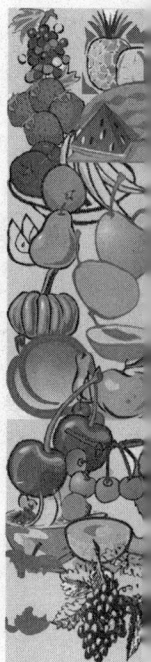

黄花菜汤

配料　鲜黄花菜 50 克（干品 20 克），食盐适量。

制法　将黄花菜洗净，加水适量，煎煮为汤，以食盐调味，吃菜、喝汤。

功能　舒肝解郁，清热消肿。黄花菜，又名"忘忧草"，味甘苦，性凉，故能清热消肿，并入肝经，能舒肝气、解肝郁。

绿豆菜心粥

配料　绿豆 60 克，菜心 50 克，粳米 60 克。

制法　将绿豆、粳米，淘洗干净；白菜心，洗净，切成细丝。锅置火上，放入清水、绿豆、粳米，用小火慢煨，煮至粥成，加入白菜丝、盐、味精等调味，煮至菜心丝酥，即可食用。

功能　清热解毒，养胃生津。本膳用绿豆，能清热解毒，并含水量蛋白质、钙、钾、磷等营养成分；白菜，含维生素 C、维生素 B 族及植物水、纤维素；粳米，和中养胃。

炒苋菜

配料　苋菜 300 克。

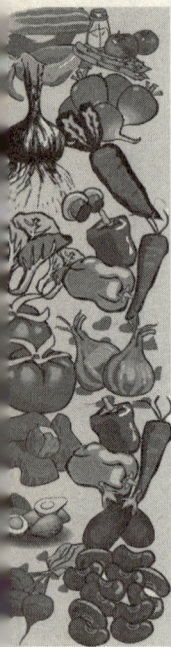

制法　将苋菜洗净，沥干水分。锅上火加植物油少许，待 8 成热，下苋菜急炒，加盐、味精、水，煮沸 3 分钟，即可食用。

功能　清热消肿，养血舒肝。苋菜，富含维生素、钙、铁、镁、钾等营养成分。

油球丝瓜汤

配料　丝瓜 250 克，油球 30 克。

制法　先将丝瓜削皮，洗净，切缠刀块；油球，切开。锅中放水煮沸，入丝瓜、油球，煮 5 分钟，加入盐、味精、香油，即可。

功能　清热解毒，利湿消肿。

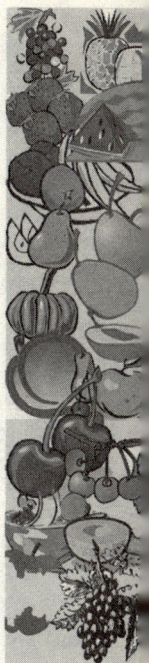

五、不同应试期的膳食安排（应考篇）

目前在我国还是实行"应试教育"，所以儿童时期，面临着不少的考试。分别要经过：小学升初中的"初考"，初中升高中的"中考"，还有高中升大学的"高考"。紧张的考前准备、繁杂的各类考试，让孩子的身心都经受着层层考验，当然会消耗大量的能量，这就需要加强及时补给足够的营养成分，在各种不同的应试期，在饮食上需要妥当安排，因此提出相关原则和示例，供父母参考。

小学生"初考"的营养饮食

小学高年级孩子，进入复习考试期时，也将要进入学生生长突增期。在这一时期，大量的作业、复习题，占去了孩子游戏活动的时间，心理上也产生了较多压力，能量的消耗随之增加，故

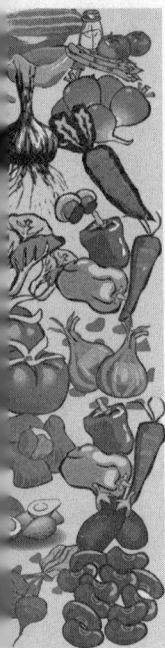

对营养素的需要量也必需增大，为了能使其达到平衡，这时的饮食安排应巧妙合理。

1. 食物多样化

选择主、副食时，应考虑多样化，并要在形式上进行多元搭配，如粗细搭配、荤素搭配、干稀搭配等，还要多供给乳类和豆制品，以保证蛋白质和钙源有充足的供应。

2. 三餐巧安排

一般应在三餐主餐外，另加一次或两次点心。三餐的能量分配为：早餐30%，午餐40%，晚餐30%。如加两次点心，餐次分配为20%、10%、40%、30%。早餐应吃饱，除吃碳水化合物即主食馒头、花卷、豆包、粥类外，还应增加蛋白质类食物，如鸡蛋、牛乳、酱肉、肉松、火腿等。从而避免早餐营养素摄入不足，以致在第三节课后出现饥饿感，影响集中精力听课、复习和思维、记忆。午餐应吃好，有条件的最好在学校吃学生营养餐，如没有条件，家长应为学生提供质量较好的午餐。晚餐也要适当丰盛，这对双职工的家庭，补充学生中午摄入的不足有一定的好处，但不宜油腻过重，也不要吃得过饱，否则会影响睡眠、休息。晚饭后可适当吃一些水果。

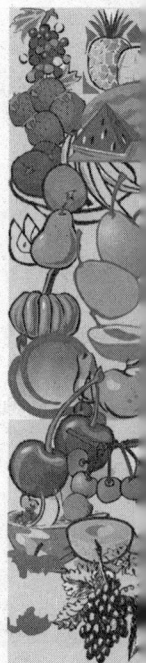

3. 按标准掌握食物摄入量

初考的小学生，每人每天可参考摄入食物：主食粮谷类 400～450 克，豆制品类 100 克，畜、禽、鱼肉类 100 克，鸡蛋 75 克，蔬菜 500 克，植物油 10～15 克，糖 15 克，盐 5 克。

4. 良好的习惯和注意饮食卫生

小学生应当从生活中养成良好的习惯，如饭前、便后应洗手，生吃瓜果时要洗净、去皮等。吃东西时要细嚼慢咽，注意锻炼牙齿的功能，促进牙齿及颌骨的正常发育。还要养成不挑食、不偏食、不多吃零食的习惯。为了有利于营养素的消化、吸收，进餐时要精神放松、心情愉快，餐桌上莫谈功课，即使讨论也要在轻松的气氛下进行。最终以健康的体质、良好的心理素质迎接初考。

中学生"中考"的营养饮食

中学阶段学习期为 6 年，初中 3 年毕业后，升入高中的考试，叫"中考"，其准备期和考试时间，恰好在 4、5、6 三月，正值春夏之交。古人说"一年之计在于春"，经过了一个冬令的休整，

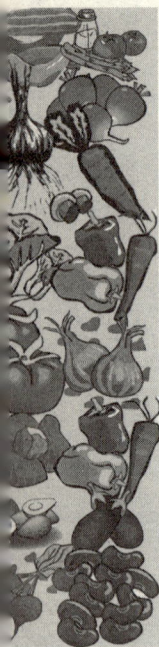

春季万物复苏，自然界充满了生机，人体的各种生理活动也开始活跃，这时的考生会感到心情舒畅，精力充沛，食欲增加，与之同时需要补充大量的营养素。

中考生的饮食原则

在春季由于绿叶蔬菜还比较少，而且价钱较高，考生一般也就吃得少，加之冬贮蔬菜的水分和维生素损失较多，所以春季容易产生维生素缺乏。同时，由于考生的物质代谢开始活跃，水分需要量增加，因此，考生在春季膳食应注意补充水分和维生素。中医还认识到，春季肝气旺，易使肝火上炎，而出现头昏、目赤、失眠、多梦等症状，可能会发生"春困"，因此要多选一些能使肝气疏泄的食物，如茼蒿、木耳、鲫鱼、苋菜等。酸性食物对肝脏亲和力较强，能养肝敛阴，但切不可过食，否则反使肝气郁滞，而能伤及脾、肺二脏。甘味的食物能健脾胃，辛味食物可疏肝气。所以，春季选择食物，应偏重于甘凉、辛散，以开胃、助消化、提高人体抵抗力，烹制时还要强调清淡、少油。

夏季天气炎热，易伤津耗气，考生饮食要注

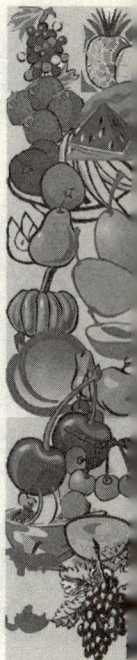

意勿贪生冷。炎夏为维持体内温度恒定，考生会大量出汗，随着汗出而水分丢失，同时又失去大量的无机盐、维生素，所以人会感到口渴、乏力，并且由于消化液分泌抑制，胃酸减少，肠胃功能减弱，食欲也常下降。大量排汗会造成缺水，蛋白质分解加速，出现"负氮平衡"，因此要适当增加膳食蛋白质，同时注意多摄入维生素。中医认为，夏季心火旺，汗出易伤津耗气，长夏多雨湿重而伤脾，脾主运化，贪食生冷，可使脾胃失和，造成肠胃疾病，也影响其他脏器的正常活动和营养。所以考生在夏季应选甘寒、清热解暑的食物，同时要多饮水，吃含维生素多的蔬菜、水果，适当增加蛋白质。

首先，膳食中要有足够的主食（粮食），以提供充足的糖和热量。脑细胞对血糖的波动最敏感，因为脑细胞只能从糖这一种营养素中获取能量。如果主食不足，会使血糖下降，人的思维就会变得混乱，导致学习效率降低。其次，膳食中含优质蛋白质的食品，应占蛋白质总供给量的1/2，且应分布在三餐中。应当每天补充些鸡蛋、瘦肉或动物肝脏、牛奶、豆类及豆制品等，以提供优质蛋白质、卵磷脂、胆碱、大豆磷脂等重要的物质。卵磷脂是构成神经组织和脑代谢的重要物质，大

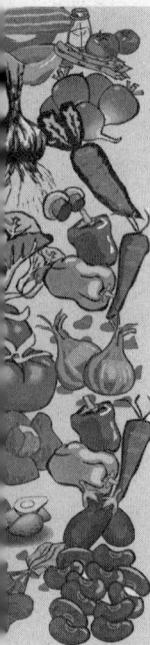

豆磷脂能提供磷酸，是构成三磷酸腺苷（ATP）的主要材料，三磷酸腺苷是脑细胞内能量代谢所必需的高能物质。胆碱是乙酰碱的前身，而后者是神经细胞重要的传递物质。适当摄取上述食品，可以提供大脑充足的养分，满足复习迎考期间人体机能的需求。

其次，一定要适量摄取蔬菜、水果，它们含有丰富的维生素和矿物元素。中考正值炎夏，有研究提示，缺钾常是夏季出现食欲差、乏力等症的缘故。蔬菜、水果富含钾元素，对上述症状有预防作用。而且蔬菜、水果中富含的纤维素，能在肠道中吸收水分，胀大体积并刺激肠道蠕动，从而促进排便，可以预防由精神紧张和强脑力劳动引起的便秘。

除了足够的主食外，每天平均吃豆类50克、肉类50克、蔬菜500克、鸡蛋1个、牛奶250毫升，再加上适量的水果（如1～2个苹果），就基本上可以满足考生对各种营养素的需求。

中考生的饮食安排

在准备中考期间，由于生活和学习节奏较快，学生的大脑活动处于高度紧张状态，长时间学习

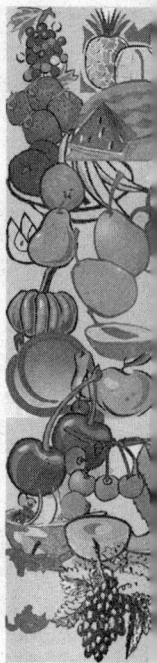

后，会感觉头昏脑涨。此时，大脑组织的活动减慢，思维变得迟钝，甚至会强迫休息，表现是"打瞌睡"。建议家长和学生不要搞"疲劳战术"，适当休息反而会提高学习效率，达到事半功倍的效果。人的大脑对缺氧非常敏感，即使有大量的血液为脑输送氧气，但当脑细胞活动过度剧烈，或活动时间过长，仍然会出现氧供应不足的情况。除氧耗增加外，大脑对某些营养素如蛋白质、磷脂、碳水化合物、维生素 A、维生素 C、维生素 B 以及铁的消耗也有所增加，因此要多补充这些营养素。饮食安排要注意以下几个方面。

1. 要让孩子吃饱、吃好

父母应选择孩子平常爱吃的食物，适当地变换花样，尽量做到可口味美。吃饱吃好，才能有充沛的精力去复习和应考，否则孩子会因血糖低、能量不足，而在学习和考试时出现大脑反应迟钝、记忆力减退。

2. 要保证摄入优质蛋白

在复习、应考期间，要保证优质蛋白的供给，因为优质蛋白可以提供人体必需氨基酸，所以在这段时间内宜选择鱼、虾、瘦肉、动物肝、鸡蛋、牛奶、豆腐、豆浆等食物，因为这些食物不但含有丰富的优质蛋白质，还富含钙、铁、维生素 A、

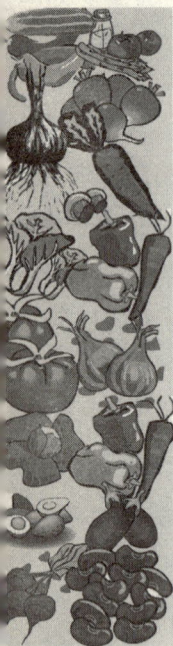

维生素 B_2 和维生素 D。此外，鱼、虾、贝类等食物中，含有丰富的 DHA（"脑黄金"），可以提高大脑功能，增强记忆。

3. 确保适量新鲜果、蔬

新鲜水果和蔬菜，含有丰富的维生素 C 和膳食纤维。维生素 C 能促进铁在体内的吸收，更重要的是还可增加组织对血中氧的利用，尤其是在炎热的夏天，多吃一些新鲜水果和蔬菜可以帮助消化，并能增强孩子的食欲。但是吃果、蔬也有学问，简言之，一是宜选应时的，二是要新鲜，三要吃得卫生，四要适当、适时。

4. 少吃含糖多的食物和油炸食物

糖类和脂肪是能量的食源，需要适量地补给，但糖果，尤其是巧克力、朱古力之类，含糖和胆固醇很高，还有油炸鸡翅、炸薯条之类食品，虽香脆诱人，也因含脂肪过高或有不健康成分，多吃以后会降低学生的食欲，而且吃太多也不易消化。

5. 适当给孩子吃一些粗、杂粮

红豆、糙米、标准粉等食物，含有丰富的维生素 B_1 和膳食纤维，维生素 B_1 能促进食欲，并可以帮助大脑利用乳糖产生能量，从而使大脑更好地工作。

特别要提醒家长注意，千万不可过分迷信"健脑品"，尤其不要相信其能提高智力和考试成绩的虚假宣传。因为人的智力受众多因素影响，营养只是其中之一，而各类天然食物中已经包含了人体所需的各种营养素，只要不挑食、不偏食，均衡地吃好"一日三餐"，是能够满足智力发育对营养素的需要。

6. 三餐膳食安排和食谱示例

（1）**早餐吃好** 一顿好的早餐或者说营养早餐，所提供的能量应占全天总能量的 25％～30％。它应包括以下几类食物：谷类、牛奶或奶制品、肉类食物、新鲜蔬菜或水果。考试、复习期间，上午的学习负担很重，而血糖（就是我们平常吃进去的食物进入机体后，通过消化后转化而成）是大脑能量直接利用的惟一的能量来源，如果早餐吃得不好，或根本就吃不上早餐，孩子到了上午第三四节课时血糖水平就会降低，而产生饥饿感，反应就变得迟钝。

食谱示例

菜肉包子＋甜牛奶（面粉 100 克、猪肉 25 克、小白菜 100 克、牛奶 250 克、白糖 10 克、盐适量）。

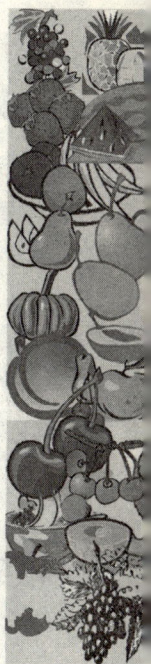

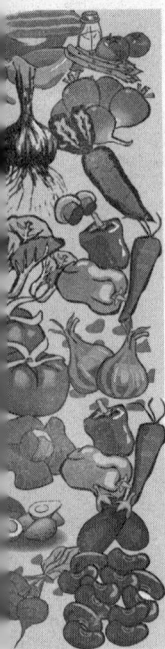

（2）**午餐要吃饱**　饭菜要丰盛，量要足，要不断地变换食物的品种、花样，以增进孩子的食欲，午餐应占全天总能量的30％～40％。

食谱示例

胡萝卜香干炒肉片＋番茄炒鸡蛋＋大米饭（胡萝卜50克、香干80克、猪肉25克、番茄150克、鸡蛋50克、植物油10克、大米150克，盐适量）。

（3）**晚餐要吃少**　应以谷类食物和蔬菜为主，要清淡可口。晚餐应占全天总能量的25％～30％。

食谱示例

红烧鲫鱼＋炒红菜苔＋虾皮菠菜汤＋大米饭（鲫鱼50克、红菜苔150克、虾皮10克、菠菜50克、香油5克、植物油10克、大米125克、盐适量）。

饭后一小时可吃点新鲜水果，如梨、苹果等，约100～120克。

中学生"高考"营养饮食

高考临近，沉重的负担消耗着考生大量的能

量，历练着孩子们的身心，也牵动着家长们的心。很多家长对考前营养特别重视，但苦于不知怎么办好，特列相关内容以供参考。

高考前期的饮食误区与要素

我们发现很多家长对考前补充营养，存在着观念上的错误，最严重的是"食不嫌多、唯求速补"和迷信"补脑、增智"滋补品这两点。什么东西能"补脑、增智"，就不惜高价买给孩子吃，结果常常造成孩子厌食，反而弄巧成拙。因此，有必要先让家长们走出误区，才能给考生科学进食。

误区1：贪多求快

尽管人人都知道，身体的健康要靠长期的均衡营养来维持，但因为高考临近，很多家长希望通过短短的一两个星期，达到迅速补充营养的目的，于是大量购置"补脑"食品。其实，贪多求快，不仅毫无益处，而且会带来危害。如吃得过饱、过多，食物在胃肠中消化就需要大量血液，从而使脑内供血、供氧减少，并进而导致大脑反应迟钝，思维不敏捷，复习效果下降。

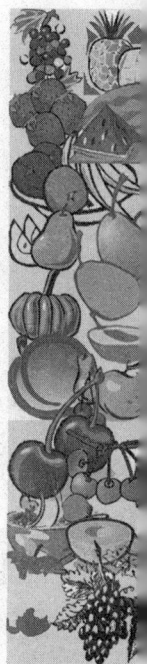

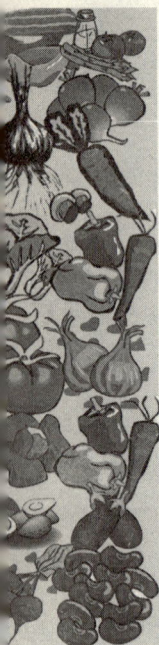

误区 2：盲从保健品

由于高考对高中学生的重要性，于是很多家长都想从营养滋补上给孩子增力添油。但其实，对保健品的期望值不能太高。因为，保健品并不能替代食物中的营养素，它们也没有直接效果，而且目前保健品市场混乱，扩大的、虚假的广告宣传很多，还不能排除假冒、伪劣产品的存在。因此，益智健脑的最佳途径是要从平时的饮食中，逐步加以添补的。

饮食要素 1——均衡营养

均衡营养，是考前饮食行为的一个重要原则。大脑功能的强弱，与食物的酸、碱性质有关。当摄取的食物酸碱平衡时，大脑处于最佳的功能状态；当酸性或碱性过偏时，大脑功能就会衰退。因此，日常饮食中应注意营养均衡，切不可偏食。另外，一定要坚持"适当"的原则。在高考的关键时期，要选择有利于发挥大脑功能的食物。要知道如维生素 B 有助于加强记忆，钙元素有助于稳定情绪，胡萝卜和鱼能为大脑提供更多营养等。

饮食要素2——避免刺激

考前由于精神压力太大，消化功能出现一定程度的紊乱，导致口舌苦涩，进食无味，且不觉饥饿，胃口欠佳，食欲不振。有的还因为保健品服用过多，而影响进食。怎样才能减少这些不良因素的刺激增进食欲呢？首先学生在进餐时，应当尽量避免谈及学习上的事，减少因心理负担过重，而抑制消化腺体分泌影响食欲；此外，烹制菜肴时要清淡，不腻、不甜也不太咸，少用或不用刺激性太强的调味品；当胃口不好时，可依习惯适当选用酸、辣之类，注意花样多变，考虑菜肴的色、香、味。

高考时的科学用膳及食谱示例

高考期间，正值夏季，气候炎热，逼人汗出，不但损耗大量体液，还消耗体内的各种营养物质，尤其是无机盐类的丢失，如不及时补充，将会发生体液平衡失调，水、电介质紊乱。还因为天气热，胃液分泌减少，消化能力降低，影响脾胃的吸收功能，加上睡眠不足，而大大地减弱食欲。因此，在饮食上应注重清补、健脾、祛暑、化湿

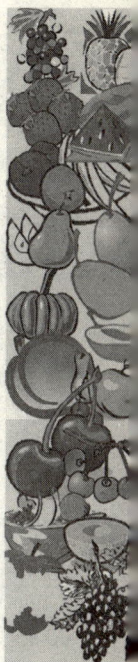

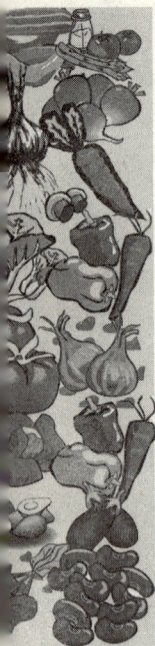

的原则。

1. 早餐吃好，避免发生低血糖

吃好早餐可充足供给大脑必需的能量，对保持旺盛的精力和较好的考试状态具有重要作用。应多吃一些补脑的食物，如鱼类、豆制品、瘦肉、鸡蛋、牛奶以及新鲜蔬菜、瓜果等，少吃肥肉、油炸食品等。不要暴饮暴食，以免加重肠胃负担，否则不但对健康不利，而且可使大脑的灵敏度降低，从而影响学习效率。早餐应该有粮食，也应有富含蛋白质的食物，要干稀搭配、主副食兼顾。

主食有馒头、包子、油饼、烧饼、豆沙包、鸡蛋挂面、鸡蛋炒饭等；富含蛋白质的食物有咸鸭蛋、火腿、豆腐丝、煮黄豆、酱豆腐、煮花生米、小葱拌豆腐等；稀食有牛奶、米粥、鸡蛋汤、挂面、麦片粥等；小菜有拌胡萝卜丝、拌黄瓜、拌白菜丝、拌海带丝等。

食谱示例

豆沙包（或菜、肉包）1个、蛋糕（或面包、馒头）1份、鸡蛋1～2个、牛奶1份、茶干（或花生米1小碟）2块、少量素菜。

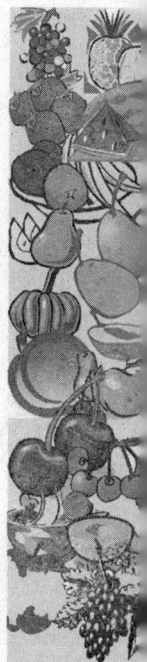

2. 午餐是考生一天中的主餐

高考期间，上午体内的热量、各种营养素和水分消耗很大，所以午餐应吃些肉类、鸡蛋等含能量较高的食品，这样可为午后的考试活动做好准备。因此，午餐应摄入充足的热量和各种营养素，如粮食、肉、菜、豆制品。此外，食物配置要有干有稀。

主食可有馒头、芝麻酱花卷、菜肉包子、红豆包、玉米面、豆面、白面、发糕、软米饭、面条等；炒菜有炒猪肝、虾皮烧油菜、肉炒芹菜、肉片柿子椒、白菜烧豆腐、肉烧莴笋、炒大白菜、肉片烧豆角、炒胡萝卜丝、拌绿豆芽、酸辣白菜、肉末炒鸡蛋、白菜炒海带等；汤菜有排骨冬瓜汤、虾皮白菜汤、骨头白菜汤、紫菜汤等；粥类有小米粥、大米粥、玉米面粥、绿豆粥、莲子粥、山楂粥、丝瓜粥等。

食谱示例

米饭 150～200 克、鱼（或鸡肉、牛肉等）250 克、素菜（芹菜、菠菜、番茄等）250 克。

3. 晚餐以清淡为宜

晚餐摄入的食物量与休息的迟早有关，即使是睡眠较迟，也不应吃过多的食物，尤其不要吃

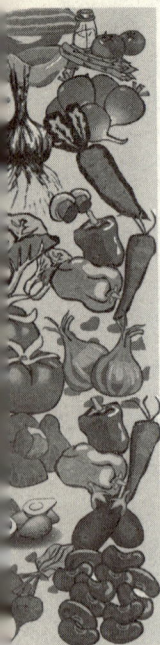

油腻不易消化的食物，以免导致消化不良，影响考试。晚餐不适宜吃得过饱。科学家研究发现，吃得过饱后，大脑中一种叫"纤维芽细胞生长因子"的物质会明显增加，会使大脑节奏减慢，效率降低。

食谱示例

主食比较午餐时略减，猪肉（或小排、或鸭肫、动物肝）100～150克、豆腐（或香干）1块，素菜250～500克。

另外，在三餐之间，可以加吃水果，如西瓜、香蕉等；饮料可选橙汁、苹果汁、柠檬汁、番茄汁、葡萄汁、菠萝汁等，最好是现榨的原汁，更富含多种维生素、糖类、矿物质和水分。由于天热不要过食冷饮，以免造成肠胃消化吸收功能紊乱，影响食欲。高考3天需要特别注意饮食卫生，因为一旦摄入不洁食物，轻则影响消化，重则因病不能参加考试，损失就更加严重了。

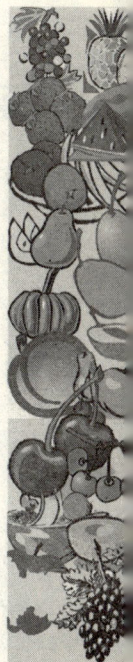

六、特殊年龄的需量饮食（青春篇）

从小学升入中学，这既是学习历程中一个较大的转折点，同时也是人生中一个重要的生理发育阶段——青春期的到来。从十二三岁起（女孩比男孩早 1～2 年），人的身体进入到了生长、发育的飞跃时期，对大多数人来说，这正好是中学生涯的开始阶段。

在这个时期，孩子各器官普遍加速成长，并逐渐达到成熟水平。其中，身高的增长可以从每年增长 4～6 厘米，激增至 8～10 厘米；体重从每年平均增加 1.5～2 千克，增至 5～6 千克。内脏器官的生长速度也大大加快，如心脏，在青春期的重量可一直增加到出生时的 10～12 倍。可以说，中学时代是孩子长知识、长身体、增强体质的最重要、最有利时期。而良好的营养、适当的锻炼和合理的作息，是影响青春期儿童身心发育的三个重要因素。

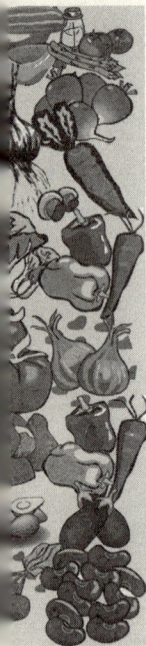

青春期更要重视补充营养素

青春期处于发育的旺盛时期，对各种营养的需求量远远高于成年人，因此营养问题就显得更为重要。因为营养素可以构成躯体，修补组织，供给热量，补充消耗，调节生理功能。

蛋白质是生长发育的基础

青春期时，身体细胞大量增殖，而细胞是以蛋白质为原料来构建的。青少年对蛋白质的需要量为每千克体重2～4克，人体的蛋白质主要由食物供给，如蛋类、牛奶、瘦肉、鱼类、大豆、玉米等。这中间又可分为动物蛋白和植物蛋白，由于其氨基酸结构上的差异，所以人体对其的利用率不同，混合食用，可以使各类食物的蛋白质充分发挥作用，这就叫做蛋白的"互补"，从而也使人体获取必需的营养成分。

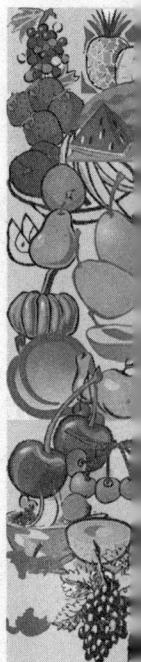

需要提供大量热能

青春期所需的热能，要比成年人多 25%～50%。男生一般每天需要 2600～3000 千卡（每千卡等于 4.184 千焦）的热量，女生则需要 2600～2700 千卡的热量。这是因为青、少年活动量大，所以基本需要量也就多，而且生长发育又需要更多额外的营养素。热能的主要来源，是碳水化合物，其次是脂肪，也就是说热能大多数应由各种主食提供，荤菜来补充，所以青春期必须保证有足够的主食和荤菜，以提供充足的热能食源。

维生素和水不可少

人体在生长发育过程中，维生素是必不可少的，它不仅可以预防某些疾病，还可以提高机体的免疫力。人体所需的维生素，大部分来源于蔬菜和水果。芹菜、豆类等含有丰富的维生素 B 族；山楂、鲜枣、西红柿及绿叶蔬菜含有丰富的维生素 C，应保证供给。

青少年活泼好动，需水量高于成年人，每日应摄入 2500 毫升，才能满足人体新陈代谢的需

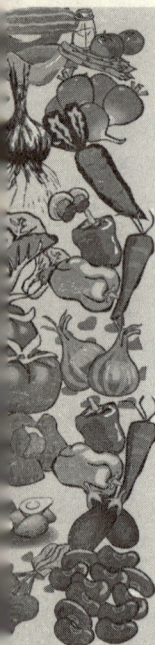

要。如果水的摄入量不足，就会影响机体代谢和体内有害物质及废物的排出。如果运动量大，出汗过多，还要增加饮水量。这里讲水的摄入量，不单指人体直接喝进去的水，而是指摄入的水加上吃的食物中可以转变为水的总量。

矿物质与微量元素要适量

矿物质是人体生理活动必不可少的营养成分。尤其是处于生长发育的青春期，需求量更大。钙、磷参与骨骼和神经细胞的形成，如钙摄入不足或钙、磷比例不适当，必然会导致骨骼发育不全。青春期时每日要从膳食中摄取 1200 毫克钙、磷。

青少年对铁的需要量也高于成人。铁是血红蛋白的重要成分，如果膳食中缺铁供应，就会造成缺铁性贫血。特别是青春期女生，每次月经又要损失 50～100 毫升血，至少要补充 15～30 毫克铁。

微量元素虽然在体内含量极少，但在青少年的生长发育中起着极为重要的作用。特别是锌，人体内正常需要量仅为 2.2 毫克，但因为体内吸收率是 20%，所以规定每日膳食中锌的摄入量为 15 毫克。含锌丰富的食物有动物肝脏、海产品等。

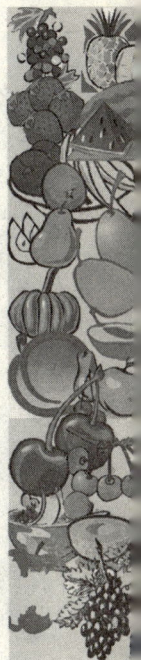

青春期的饮食安排

青春期要保证全面、充分的营养素供给，因为这个时期的孩子，生长发育特别旺盛，而营养素需要从合理安排的饮食中获得。事实上没有单一的动物性或植物性食物，能完全满足人体的生理需要，因此要多吃混合食物。

蛋白质的补充非常重要，如果蛋白质不能满足孩子的生理需要，就会出现发育障碍或体弱多病。此外，饮食中钙和磷的供应，可以保证骨骼正常生长发育，否则可能影响身体各部位的均衡发展。重视铁的摄取，以补充月经期间所丢失及造血所需的铁元素。富含钙、磷、铁的食物主要有：动物肝脏、奶类、蛋类和虾皮、豆腐、芝麻、菠菜、油菜、芹菜、黑木耳、樱桃等。应注意不偏食，尽量从谷类、豆类、瘦肉类、蛋类、奶类、新鲜蔬菜和水果中大量摄取各种维生素和人体所需的矿物质，多吃些清淡食物。另外，干性皮肤者，应增加胡萝卜及植物油、豆制品、动物肝脏等食品的摄入量。

上午紧张的学习和活动，要求早餐必须含有

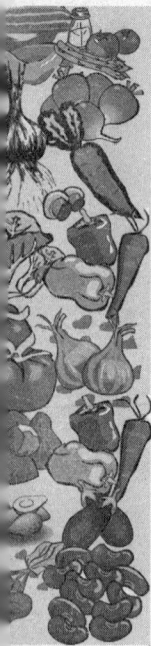

充足的热量，应占一天总热量的1/3，可增加一些营养丰富的鸡蛋、牛奶、花生、大豆等，有条件的还可供给一次课间加餐，以保证学生们能精力充沛地学习。

暴饮暴食，容易超出肠胃的消化功能，从而引起消化不良和许多肠胃疾病。而人体对营养的需求是有限的，过多营养不仅是浪费，而且会引起发胖及各种疾病的产生。吃零食一般是没有时间规律的进食，会使肠胃没有休息的时间，久而久之其功能一定会受到损害。另外，吃饭前后要注意休息。在进食的前后如果运动，胃肠道血供就会减少，会导致肠胃功能的下降，并引起消化不良及一系列的肠胃道疾病，所以进食前后最好要休息片刻，以保证肠胃道的供血。

不可偏食、择食。有些中学生有偏食和择食的习惯，这样会造成营养的不平衡。譬如偏吃荤腥，不吃蔬菜，容易造成多种维生素和矿物质的缺乏，且为成年后患高血脂、心血管疾病埋下了一颗"定时炸弹"。所以要从小养成良好的饮食习惯。

总之，整个青春期都处在生长发育阶段，其膳食的共同特点是要保证供给充足营养的平衡膳食。食物的内容、制作形式、餐次安排、各种营养素所占的比例等，都要根据青少年的年龄特点、生理变化、人体的需要量及消化吸收能力等进行综合考虑。合理营养能促进健康，为青少年一生的幸福打下良好的基础。

女生月经期的饮食安排

青春期的女孩，月经来潮以后，由于身体上发生一定变化，故而饮食中除上述原则外，还有很多需要注意的，如哪些可多吃，哪些当禁忌，有必要加以说明。

月经期宜选食品

女孩月经期间，由于抵抗力下降，情绪也易波动，有时可能会出现食欲差、腰酸、疲劳等症状。因为月经的失血，尤其是月经过多者，每次月经都会使血液的主要成分——血浆蛋白、钾、铁、钙、镁等大量丢失。因此，在月经干净后1～5日内，应多补充蛋白质、矿物质及补血的食品。还可以选取一些既有美容又有补血活血作用的食品和中药，如牛奶、鸡蛋、鸽蛋、鹌鹑蛋、牛肉、

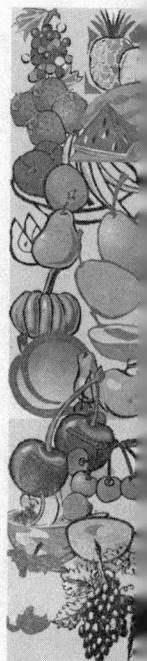

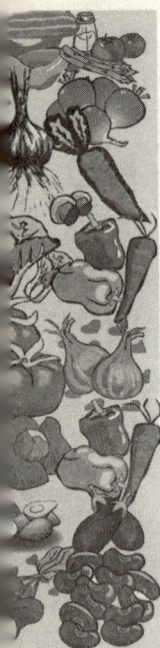

羊肉、猪胰、芡实、菠菜、樱桃、桂圆肉、荔枝肉、胡萝卜、苹果、当归、红花、桃花、熟地、黄精、枸杞子等。

在月经期间，还应补充一些有利于"经水通行"的食品，如羊肉、鸡肉、红枣、豆腐皮、苹果、薏苡仁、牛奶、红糖、益母草、当归、丹参等温补食品。有食欲差、腰痛等症状时，宜选用营养丰富、健脾开胃、易消化的食品，如大枣、面条、薏苡仁粥等。

月经期的饮食禁忌

月经是女子的正常生理现象，当月经初潮以后，机体也就受到一定的影响，比如抵抗力降低，情绪容易波动，烦躁、焦虑等。这是因为月经的失血，使体内的铁元素丢失较多。月经期除了避免过分劳累，保持精神愉快外，在饮食方面应注意以下禁忌。

1. 忌生冷

祖国医学认为，"血得热则行，得寒则凝"。月经期间如果进食生冷食物，一方面损伤脾胃、妨碍消化，另一方面易损伤人体阳气，而生内寒气。一旦寒气凝滞，会使血运不畅，造成经血过

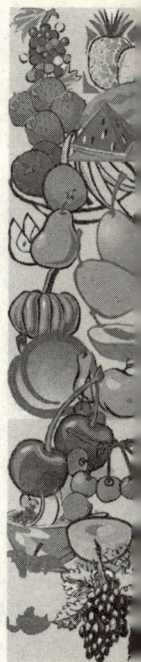

少，甚至痛经。即使在酷暑盛夏季节，月经期也不宜吃冰淇淋等冷饮食物。饮食以温热为宜，这样有利于血运畅通。在冬季还可以适当吃一些具有温补作用的药、食，如牛肉、鸡肉、桂圆、羊肉、当归等。

2. 忌酸辣

月经期常可使人感到疲劳，消化功能减弱，食欲欠佳，为保持营养的需要，饮食应以新鲜为宜。新鲜食物不仅味道鲜美，易于吸收，而且营养破坏较少，污染也小。月经期的饮食，在制作上应以清淡、易消化为主，少吃或不吃油炸、酸辣等刺激性食物，以免影响消化。另外，辛辣刺激食物也容易引起月经血量过多。

3. 忌净素

月经期，一般每次失血约30～50毫升，每毫升血含铁0.5毫克，也就是说每次月经要损失铁15～50毫克。铁是人体必需的微量元素之一，不仅参与血红蛋白及多种重要酶的合成，而且在免疫、智力、衰老、能量代谢等方面，都发挥着重要作用。因此，月经期进补含铁丰富和有利于消化吸收的食物是十分必要的。鱼类和各种动物的肝、血、瘦肉、蛋黄等食物含铁丰富，生物活性也高，容易被人体吸收利用。而大豆、菠菜中富

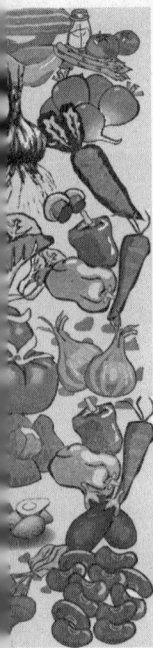

含的植物铁，则不易被肠胃吸收。有些孩子因为食欲差，喜欢素食，往往出现缺铁。所以制定食谱时最好是荤素搭配，适当多吃一些动物类食品，特别是动物血、肝，不仅含铁丰富，而且还富含优质蛋白质，是价廉物美的月经期保健食品，可以满足女性月经期对铁的特殊需要。总之，月经期仍应遵循平衡膳食的原则，再结合月经期的特殊生理需要，合理供膳。

青春期常见病的食疗防治

青春期，是从孩童向成熟期过渡的一个特殊时期。中医认为，在此时期内的男、女，其特点是"肾气充而未盈"，女孩尤其突出，因为她们有一种特殊的生理标致——月经。而临床上病症以青春期厌食症和子宫功能失调性出血最为常见。

青春期厌食症

追求美是人的天性，尤其是女孩子更无例外，然而有些少女由于怕胖而严格控制进食，往往因为过分限制食量而迅速消瘦，这样很容易发展为

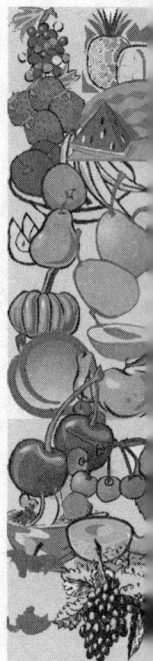

拒食、厌食、挑食或偏食。

其实，进入青春期的少女，应该储存体脂，使乳房隆起，臀部日益变圆，骨盆变宽，这些天然的形体特点，正是女性魅力之所在。然而有些女生却对身体形态的改变感到紧张，出现心理负担，因此拼命节食。从限食到厌食或拒食，最后成为条件反射，一见食物就恶心，这就是"青春期厌食症"。表现为营养不良，过度消瘦，弱不禁风，乳房萎瘪，脱发，面色青灰，甚至精神恍惚，有生命危险。

而有些少女虽面色青黄、经常头痛、心慌气短、疲惫无力，但不消瘦，甚至还有点浮肿，除偏食外，食欲尚可，这就不是厌食症了。如果检查一下血色素，就可发现她们属于贫血症，或叫"青春期女子缺铁性贫血"。这是因为她们快速发育的身体，需要足够的营养，特别是需铁量急剧增加，但偏食或饮食习惯不当，使摄入量满足不了机体的需要，于是出现缺铁。少女月经来潮后，每月平均失血 30～60 毫升，若再加上溃疡、痔疮等疾病的影响，耗铁量额外增多。由于少女普遍存在着为追求苗条的身材而节食、偏食、忌吃肉类的现象，又使供铁量不足，饮食不正常又易患慢性胃炎，影响铁的吸收。在多种原因的综合影

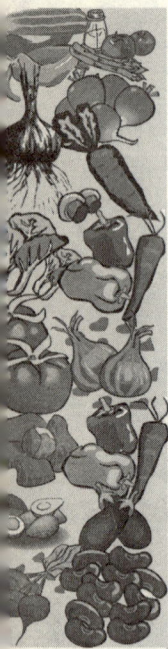

响下，少女出现缺铁性贫血就不足为怪了，它的治愈并不难，只要口服铁剂药物，很快就可以使血红蛋白和红细胞数回升。但要想不再复发，必须改变饮食习惯，可以从调理脾胃入手，本病的防治食谱举例如下。

陈皮海带排骨汤

配料 陈皮9克，海带60克，排骨250克，香附5克。

制法 先将海带用清水浸泡发透，清洗干净，切块；猪排骨，洗净，斩块；陈皮、香附，洗净，纱布包。再将全部用料，放入沙锅内，加清水适量，文火煮1～2小时，捞去药包，加食盐、味精调味，喝汤、吃排骨。

功能 行气解郁，化瘀开胃。本膳用陈皮，健脾开胃；香附，疏肝利气；海带，清热降气；排骨，含钙、铁、蛋白质等。适用于经行乳胀，气滞痰结，心烦易怒，胸闷痰多，精神抑郁，喜叹息，食欲不振等。

四味薯蓣饮

配料 淮山药250克，枸杞子120克，鹿角胶60克，胡桃肉240克，冰糖70克。

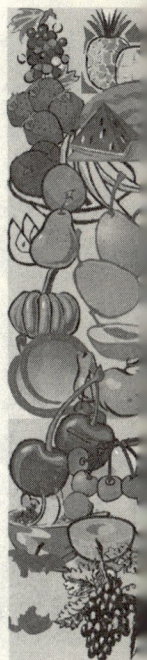

制法　鹿角胶，用蛤粉炒脆，研末，余四味文火蒸熟至极烂，入鹿胶粉，拌和并捣成膏状，密贮备用，每日2～3次，每次20克，开水冲化，饮服。

功能　补肾壮阳，健脾调经。本膳用鹿角胶，温壮督阳；胡桃肉，补肾益火；淮山药，益气健脾；枸杞子，养精血，补肝肾。适用于女子青春期，由于肾虚所致月经先后无定期，经量少，色淡黯，质清，或腰脊酸痛，头晕耳鸣，舌淡苔少，脉细弱者。

砂仁荷叶饼

配料　砂仁20克，发酵面3000克，白糖1100克，油1000克，苏打粉20克。

制法　砂仁去灰、壳，洗净，烘干研末，与白糖、苏打粉一同放入发面中，反复揉匀后放几分钟，再进行揉匀，搓成长圆条，切成80个面剂，立放于案板上依次排好，刷油做成荷叶形，放笼上，用旺火烧开水，锅内蒸10分钟即成。每次可服2块，日服2次。

功能　健脾开胃，化湿去痰。本膳用砂仁，芳香理气，化湿开胃。适用于青春期挟痰湿，所致之月经过少，经色淡红，质黏腻如痰，胸闷呕

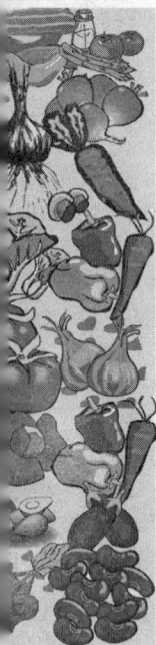

恶，形体肥胖，或月经忽行忽停者。

佛手白芍鸡肉汤

配料 佛手10克，白芍12克，川芎5克 鸡肉150克。

制法 先将鸡肉洗净，斩块；其余用料洗净。将全部用料放入锅内，加清水适量，文火煮1～2小时，加食盐、味精调味，喝汤吃肉，分次食用。

功能 行气活血，柔肝和胃。本膳用佛手，又称佛手柑，民间称福寿柑、五指柑等，味辛、微苦，性微温，行气止痛，疏肝和胃；白芍，功能养血和阴，柔肝止痛；川芎，为血中气药，能活血行气；鸡肉，健脾胃，补气血。适应于气郁血滞，胸胁胀满，易烦易怒，胃纳欠佳。

小米香菇粥

配料 小米50克，香菇50克，鸡内金5克。

制法 将小米淘洗干净；香菇，择洗干净，切成小块或碎末；鸡内金，洗净。锅置火上，放入适量清水，下小米、鸡内金，用文火煮成粥，取其汤液，再与香菇同煮至熟烂。

功能 健脾和胃，消食安神。本膳用小米，健脾和胃；鸡内金，能助消化；香菇，有健脾胃

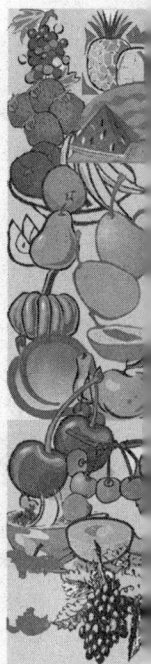

助食作用。此粥有大益胃气，开胃助食的功效。常食可助消化，增食欲。

青春期"功血"

本病的全称叫做"青春期子宫功能失调性出血"，简称"青春期功血"。本病发生在青春期，属于子宫功能失调（由于少女神经—内分泌系统功能尚未完善），而出现的月经失调。临床可见月经周期无规律，经量或多或少等，可归属"崩漏"、"月经失调"范畴。中医则认为是因为"肾气充而未盈"，所以调养之法总以补肾为根本，并随症加减，而食疗则是较为理想的防治措施，食谱举例如下。

乌骨鸡归黄汤

配料 乌骨鸡 1 只，当归 5 克，黄芪 12 克，茯苓 10 克。

制法 将鸡宰杀，洗净，去内杂，把药用纱布包好后，放入鸡腔内，用线缝合，放入沙锅内煮烂熟，去药包加调味品，食肉、喝汤，分 2～3 次服完，月经前，每天 1 剂，连服 3～5 剂。

功能 健脾养心，益气养血。本膳用当归，

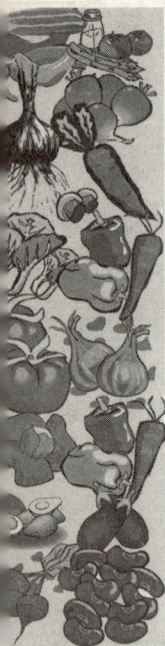

养血补血；黄芪，益气摄血；茯苓，健脾和胃；乌骨鸡，补肾益髓。此膳适用于心脾失调所致月经超前，经量过多，精神疲倦，心悸气短，失眠等症。

菟丝枸杞瘦肉汤

配料 菟丝子 20 克，枸杞子 30 克，瘦猪肉 200 克，生姜 10 克，红枣 10 枚。

制法 先将瘦猪肉洗净，切块；羊肾，剖开，去筋膜，洗净，切片；生姜，洗净，拍扁；菟丝子，洗净，纱布包；其余用料洗净。再将全部用料放入锅内，加清水适量，文火煮 2～3 小时，去药包，加食盐调味。喝汤、吃肉，随量食用。

功能 温肾益精，养血调经。本膳用菟丝子，性柔润而多液，不温不燥，补而不腻，功能补益肝肾，用以固崩止带，本品能增强性腺功能和免疫功能，而有调经、安胎和抗衰老等作用。枸杞子，滋补肝肾，益精明目。猪肉，能补虚劳，祛寒冷，益肾补虚，温养气血。生姜、红枣，和营卫，调气血。入盐调味，使该汤甘美可口，共奏温肾益精，养血调经之功。此菜适应于肾虚，冲任失约，见月经周期紊乱，经血不按时而至，经量或多或少，淋漓不净，色淡质稀，面色晦黯，

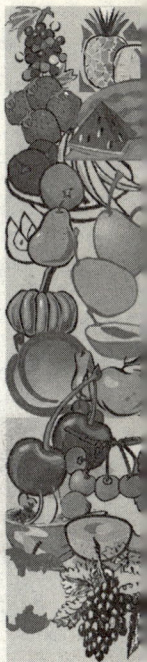

腰脊冷痛，足膝酸软，头晕耳鸣，形寒怕冷，大便溏泄，小便清长，舌淡苔薄，脉沉细等症。

双地兔肉汤

配料　地榆 15 克，海螵蛸 30 克，地骨皮 25 克，兔肉 150 克。

制法　先将兔肉洗净，斩块；地榆、海螵蛸，地骨皮，洗后用纱布包。将全部用料放入锅内，加清水适量，文火煮 2～3 小时，去药包，加食盐味精调味，喝汤、吃肉，分次服完。

功能　滋阴清热，凉血止血。本膳用地榆，味甘、涩，性微寒，功能清热凉血，收涩止血，以其味苦、性寒，降而下行，故善清下焦血分湿热，涩而能收敛，止血力较优，用治崩漏等病有效，实验证明其能缩短凝血时间，使血管收缩而有止血作用，并有广谱的抗菌作用。海螵蛸，用以增强收敛之力；地骨皮，功擅清退虚热，凉血止血，能抗菌、抗病毒，有解热作用。三药合用，使虚火得清，血海安宁。兔肉，补而不腻，温不伤阴。此菜适应于阴虚火旺，经血突然崩下，量多势急，或量少淋漓不净，经色鲜红质稠，手足心热，低热不退，心烦失眠，大便干结，小便黄少，迫血妄行等症。

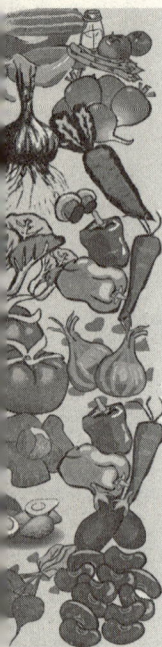

海螵蛸乌龟汤

配料　茜草根15克，海螵蛸30克，乌龟一只（鲜活，约300克），莲藕（鲜品）150克，猪瘦肉100克。

制法　将乌龟用沸水烫死后，剖开背壳去肠杂，洗净，斩小块；莲藕，去皮留节，洗净，切块；猪瘦肉，原块洗净；茜草根、海螵蛸，洗净，纱布包。将全部用料放入锅内，加清水适量，文火煮2.5～3小时，去药包，加食盐调味，随量食用。

功能　滋阴凉血，止血调经。本膳用乌龟，味甘咸，性平，有滋阴补血的作用，乌龟的甲称为龟甲，有补血止血、软坚散结等作用，龟版能提高免疫功能，其所含胶质，有止血作用。海螵蛸，又名墨鱼骨、鱼古、乌贼骨，味咸，性寒，能止血、止带；茜草根，能凉血止血，滋阴而勿腻，止血而不留瘀。此菜适应于阴虚血热，或挟瘀血者，可服用较长时间，是调经养血的食疗方。

补骨脂羊肉煲

配料　羊肉250克，补骨脂20克，肉桂3克。

制法　先将羊肉洗净，切块；肉桂，去粗皮，磨粉或捣碎；补骨脂，洗净。将羊肉及补骨脂，放入锅内，加清水适量；文火煮2～3小时后，放入肉桂粉，再煮5～10分钟，至肉桂香味逸出，即可，加食盐调味，喝汤、吃肉，分次服食。

功能 温肾健脾，养血调经。本膳用补骨脂，补肾壮阳，温脾；肉桂，暖脾胃；羊肉，补肝肾，益精血。此膳适应于脾肾阳虚，见精神委靡，形寒肢冷，行经量多，带下清稀等症。

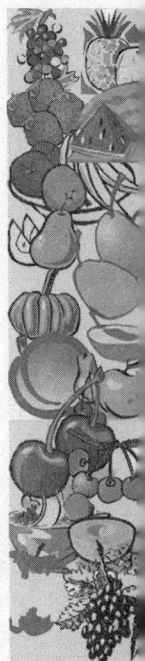